daß es etwa 10.000 verschiedene Bienenarten gibt? Am bekanntesten ist hierzulande die Honigbiene. In Südamerika leben auch unbestachelte, beißende Honigbienen.

daß Bienen Insekten aus der Familie der Hautflügler sind und meist organisiert in Staaten leben (bis zu 80.000 Bienen), aber auch einzeln als Wildbienen überleben können?

daß in einem Bienenstaat die Arbeitsbienen, Drohnen (Männchen) und eine Königin, die sich aus der Drohnenschar ihre Männer aussucht, die sie begatten, leben?

daß die Drohnen nur dazu da sind, für die Vermehrung des Volkes zu sorgen, während die Arbeiterinnen alle Aufgaben im Staat verrichten: Brutpflege, Bauarbeiten, Verteidigung, Nahrungssuche, Nahrungsbereitung?

daß die Arbeiterinnen die Blüten bestäuben, wenn sie bei ihnen Nektar und Blütenstaub holen? Daraus stellen sie Honig und Futterbrei her.

daß von März bis September die Königin täglich zwischen 1000 und 3000 Eier legt? Nach drei Tagen schlüpfen die Bienenlarven, die von den Arbeiterinnen gefüttert und großgezogen werden.

daß die Arbeiterinnen nur einige Wochen oder Monate alt werden, die Königin aber einige Jahre und daß sie von Arbeiterinnen beseitigt wird, sobald ihre Fruchtbarkeit nachläßt?

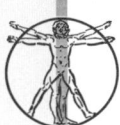

Geleitwort

Das Bienenvolk fasziniert uns Menschen nicht nur durch einzigartige biologische Leistungen wie z.b. die Art des Zusammenlebens und des Verständigungsvermögens, sondern auch durch die bunte Palette wertvoller Bienen- produkte wie Honig, Pollen, Wachs, Propolis, Bienengift und Gelee Royal. Als Nahrungs- oder Naturheilmittel vielfach schon seit altersher geschätzt, nehmen die Erzeugnisse des Bienenvolkes als echte Naturprodukte gerade in unserer heutigen, technisch geprägten Gesell- schaft einen immer größer werdenden Raum ein.

Möge das vorliegende Buch dazu beitragen, daß wir alle den „Reichtum" aus dem Bienenvolk nicht nur er- kennen, sondern auch zum eigenen Wohl nutzbringend anwenden.

Prof. Dr. J. H. Dustmann
Leiter des Niedersächsischen Landesinstituts für Bienenkunde

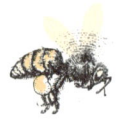

Dr. Hermann Ehmann

Blütenpollen, Gelee Royal, Propolis, Honig:

Gesundheit aus dem Bienenstock

LebensBaum Verlag

© Copyright   LebensBaum Verlag GmbH
Postfach 101849,
D-33518 Bielefeld
Tel. 0521/172875, Fax 0521/68771

2. Auflage, 1998

Die Deutsche Bibliothek CIP-Einheitsaufnahme
Ehmann, Dr. Hermann:
Gesundheit aus dem Bienenstock / Dr. Hermann Ehmann
- 2. Auflage - Bielefeld: LebensBaum-Verl.-GmbH, 1998
(Reihe: Erlebnis-Ratgeber Gesund leben)
ISBN 3-928430-07-6

Lektorat: Anke Honermann, Bielefeld

Gestaltungskonzeption, Titel: Wilfried Klei/Angelika Trümper
Layout und Satz: Wilfried Klei, Bielefeld

Herstellung: Westermann Druck Zwickau GmbH

ISBN   3-928430-07-6

Zum Autor

Dr. Hermann Ehmann, *geboren 1964, ist freier Autor und medizinischer Fachjournalist. Er war zehn Jahre lang redaktioneller Mitarbeiter bei der „Süddeutschen Zeitung" und beim „Münchner Merkur" und hat rund 3.000 Zeitungs- und Zeitschriftenartikel verfaßt. Daneben hat er sich als Autor zahlreicher Sachbücher, von denen einige Bestseller wurden, einen Namen gemacht. Am bekanntesten sind seine Lexika zur Jugendsprache „affengeil" und „oberaffengeil" sowie sein Buch „Männerängste. Wovor Männer sich wirklich fürchten". Psychologische Ratgeber, Jugend- und Gesundheitsthemen, vor allem die Naturheilkunde, zählen zu seinen Spezialgebieten. Er lebt und arbeitet bei München.*

Wichtiger Hinweis

Honigprodukte sind Lebensmittel oder Nahrungsergänzungen. Nebenwirkungen, wie sie bei Medikamenten auftreten können, sind bei Honigprodukten nicht bekannt.

Dieses Buch beschreibt die Heilkräfte der Honigprodukte. Der Autor will jedoch nicht zur Selbstmedikation bei Krankheit anleiten. Krankheitssymptome können häufig – ohne ärztlichen Rat oder Hilfe durch einen Fachmann – nicht richtig eingeordnet werden.

Keinesfalls sollten bei Verzehr und äußerlicher Anwendung von Honigprodukten bereits verschriebene Medikamente und Dosierungen ohne Konsultation eines Arztes verändert werden.

INHALT

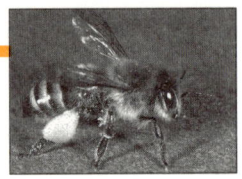

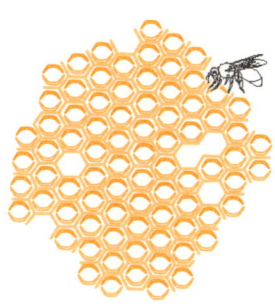

Register

Register

Vorwort

Wer träumt nicht davon, mit einem einzigen Löffel mehr als einhundert wertvolle, lebenswichtige Nährstoffe aufzunehmen – genießerisch mit der Zunge schnalzend gleichsam Gesundheit pur zu schlecken, die auch noch köstlich schmeckt?!

Bienenprodukte machen es möglich. Honig, Pollen, Gelee Royal und Propolis enthalten in großer Zahl Vitamine, Mineralien, Spurenelemente, Enzyme, Co-Enzyme, Flavonoide und andere bioaktive Stoffe, die laut wissenschaftlichen Studien nicht nur bei verschiedenen Erkrankungen eine hervorragende Wirkung entfalten, sondern auch auf natürliche Weise das menschliche Immunsystem gegen schädliche Umwelteinflüsse stärken.

Produkte aus dem Bienenstock sind wertvolle, anerkannte Naturheilmittel, die bei der Entgiftung der Leber helfen, Atemwegserkrankungen lindern, eine bakterienhemmende Wirkung ähnlich dem Penizillin haben und die Verdauung anregen – weshalb viele Diätkliniken die „süße Medizin" einsetzen und Homöopathen sie immer öfter verordnen.

Schon vor Jahrtausenden waren Bienenprodukte ebenso beliebte wie bewährte natürliche Heilmittel.

So wurde im alten Ägypten die als Hieroglyphe erscheinende Biene bereits als Haustier gehalten, in China stand der Honig in enger symbolischer Beziehung zur Erde und zum Mittelpunkt des Lebens - daher gehörte zu den Mahlzeiten, die man dem Kaiser servierte, stets etwas Honig. Bei den Sumerern, Athenern, Spartanern und Römern war Honig Bestandteil vieler Heilsalben. Auch als Mittel gegen Augenleiden, Fieber und Melancholie wurde er verabreicht. Der römische Schriftsteller Plutarch behauptete von Hippokrates, dem Urvater der Medizin, dieser sei nur deshalb 100 Jahre alt geworden, weil er regelmäßig Honig gegessen habe.

In der Antike galt Honig als „mystische" Nahrung, weil er so aus Blüten gewonnen wird, daß jene nur berührt und nicht zerstört werden. Man verstand ihn als Symbol der spirituellen Erkenntnis und des Friedens. Die alten Griechen waren davon überzeugt, daß die Götter des Olymp ihre Unsterblichkeit einem Getränk namens Ambrosia verdanken würden, das vor allem aus Honig bestehe. Der Philosoph Aristoteles bezeichnete Honig als „Tau, den Regenbogen und Sterne gereinigt haben." Und Pythagoras glaubte, daß Honig die Geisteskraft stärke und das Leben verlängere.

Von germanischen Medizinmännern wird berichtet, daß sie - bevor sie sich einem Kranken näherten - ihre Hände nicht nur mit Wasser, sondern zunächst symbolisch mit Honig wuschen, was auf die Bedeutung des Honigs als Medizin und innerlich reinigende Substanz hindeutet. Und sogar im Alten und Neuen Testament beziehen sich viele Stellen auf Honig, der als Symbol für Wohlstand, Gesundheit und Stärke galt: Wen Gott liebte, den ließ er „Honig aus den Felsen saugen" (5. Moses 32,13) oder in „das Land, in dem Milch und Honig fließen" (gemeint ist Palästina), ziehen.

Mit dem Siegeszug des medizinischen Fortschritts gerieten diese Naturprodukte zunehmend in Vergessenheit, so daß die meisten modernen Menschen nichts mehr von ihrer Heilkraft wissen. Dabei lassen sich die Risiken, die mit unserer heutigen Lebensweise und den ständig wachsenden Umweltbelastungen verbunden sind, mit ihrer Hilfe wirksam reduzieren. Tun Sie Ihrer Gesundheit etwas Gutes! Stärken Sie Ihr Immunsystem auf natürliche Weise und „tanken" Sie Gesundheit aus dem Bienenstock ...

Bienenprodukte als natürliche Heilmittel

Ein Beispiel

Patientin A und Patientin B sind beide an einem Unterleibskarzinom im frühen Stadium erkrankt. Sie werden in derselben Universitätsklinik mit exakt der gleichen Dosis radioaktiv bestrahlt, dabei aber von verschiedenen Ärzten betreut. Der Arzt, der Patientin A behandelt, rät ihr zur zusätzlichen Einnahme von hochdosierten Kombinationspräparaten Pollen/Gelee Royal: „Damit können Sie mögliche Nebenwirkungen der Strahlentherapie deutlich reduzieren. Ich garantiere Ihnen, daß Sie während der Behandlungsserie kaum Probleme haben werden." Patientin A befolgt den Rat des Mediziners und deckt sich mit einem Pollenpräparat ein, das sie in den folgenden Wochen regelmäßig einnimmt – und tatsächlich: Sie übersteht die Bestrahlungsserie bestens, klagt nur über gelegentliche Übelkeit und Müdigkeit, verspürt ansonsten aber keinerlei Nebenwirkungen. „Ich hätte es nie für möglich gehalten, daß ich die Behandlung so gut vertragen würde. Der Pollen hat mir prima geholfen", freut sie sich über die schnelle Hilfe.

Bei Patientin B hingegen gestaltet sich der Therapieverlauf äußerst zäh. Tag für Tag muß sie sich zur Bestrahlung schleppen und quält sich mit schweren Nebenwirkungen wie Erbrechen, Kopfschmerzen und Schwindel herum – mehrmals muß sie die Behandlung absagen. Ihr Arzt hatte ihr nicht mitgeteilt, daß ein Pollenpräparat Nebenwirkungen wesentlich verringern könne, weil er Naturheilmittel für „lächerlichen Hokuspokus" hält. „So eine Bestrahlung ist nun mal kein Kinderspiel, sondern belastet eben den Organismus. Das war immer so und wird vermutlich immer so bleiben", erklärt er seiner Patientin lapidar.

Ein anderes Beispiel:

Eine Lehrerin leidet seit vielen Jahren an einer chronischen Stimmbänderentzündung. In den akuten Phasen bringt sie praktisch keinen Laut heraus, so daß sie regelmäßig mehrere Wochen krankgeschrieben werden muß. Ihr Facharzt, den sie jedesmal konsultiert, verordnet ihr beständig chemische Gurgelmittel, Antibiotika und Cortisoninhalationen. Demnächst sei sogar eine Operation unumgänglich, erklärt er ihr unumwunden. Sie ist daraufhin völlig verzweifelt und stellt sogar einen Rentenantrag.

Über eine Kollegin erfährt sie schließlich von einem Arzt, der mit natürlichen Präparaten große Erfolge bei seinen Patienten erzielt habe. Daraufhin entschließt sie sich, diesen Arzt aufzusuchen. Er rät ihr, täglich mehrere Eßlöffel Fenchelhonig – in warmer Milch gelöst – zu lutschen und ein hochdosiertes Pollenpräparat einzunehmen. „Der Honig bewirkt, daß die Entzündung rascher abklingt, und die Pollen gleichen mögliche Mangelerscheinungen in Ihrem Körper aus, die sich im Laufe der Jahre eingeschlichen haben. Außerdem stärken sie Ihr angegriffenes Immunsystem und beugen neuen Infekten vor", klärt er sie auf. Der Erfolg ist umwerfend: Schon wenige Wochen später kann sie wieder arbeiten und hat auch nach über einem Jahr noch keinen Rückfall erlitten.

Diese Erfolge mit Naturprodukten aus dem Bienenstock sind keineswegs nur Einzelfälle. Jeder naturheilkundlich tätige Arzt, jeder Homöopath oder Heilpraktiker kennt Patienten, die ihre Heilung oder die Linderung von Beschwerden natürlichen Bienenprodukten verdanken. Die gesundheitsfördernde Wirkung von Honig, Pollen, Gelee royale und Propolis ist durch empirische Studien wissenschaftlich nachgewiesen. Die Naturheilkunde verfügt über einen enormen Erfahrungsschatz, dem sich viele Ärzte heute wieder verstärkt zuwenden. Man hat festgestellt, daß auch vermeintlich sanfte Anwendungen von natürlichen Produkten große Wirkungen haben können, so wie ein leise gesprochenes Wort manchmal mehr bewirken kann als ein lautes ...

→ ## Was ist ein Naturprodukt?

Genaugenommen sind Naturprodukte nur solche Dinge, die völlig ohne Einwirkung des Menschen entstanden sind – also Wiesenkräuter, reines Quellwasser, ein Baum in der freien

Natur, Wildfrüchte und: Wildhonig – auch wenn hier der Mensch zumindest bei der Gewinnung eingreift. Ein Eingriff in die Natürlichkeit eines Produktes ist das Degenerieren, beispielsweise das Erhitzen von Honig. Das Ergebnis sind veränderte Naturprodukte mit einer erheblichen Modifizierung ihrer ursprünglichen Struktur. Unsere heutige Zivilisationskost ist vielfach „verkünstelt" und hochgezüchtet, so daß sich in der Nahrung kaum mehr natürliche Antibiotika bilden können – jedenfalls nicht in solchen Mengen, daß sie auf unser Immunsystem entsprechend positiv einwirken. Die zunehmende Umweltbelastung, elektrische Belüftungsanlagen, zu wenig Bewegung und ballaststoffarmes Fast Food – das alles sind Dinge, die Gift für unser Immunsystem sind. Viele von uns leben weit entfernt von jeglicher Natur: überheizte Räume im Winter, klimagekühlte im Sommer. Ausgetrocknete Schleimhäute und erhöhte Krankheitsanfälligkeit sind die Folgen, weil Krankheitserreger freien Eintritt in unseren Organismus haben. Mit natürlichen Produkten aus dem Bienenstock können wir aber einige dieser Risiken ausgleichen und unser Immunsystem gezielt stärken. Das Wirkungsprinzip der unersetzlichen Bienen- und Naturprodukte liegt in ihrer überaus komplexen Zusammensetzung, deren genaue Entschlüsselung oder Imitation bis heute weder Chemikern, Pharmazeuten, Technologen noch anderen Experten gelungen ist. Die Bienen stellen in ihren natürlichen Laboratorien, den Bienenstöcken, so komplexe und gesunde Produkte her, daß sie kein Mensch jemals wird kopieren können.

Der Imker Reiner Hofmann aus Bieberbach:

„Honig und die anderen Bienenprodukte Pollen, Gelee Royal und Propolis haben allesamt einen sehr hohen Nährwert. Hervorstechend sind vor allem die verdauungsfördernden Enzyme. Außerdem ist Honig aufgrund seiner Zusammensetzung und des hohen Fruchtzuckergehalts ein ideales Stärkungsmittel. Honig wurde seit eh und je als Heilmittel eingesetzt und sollte deshalb in keinem Haushalt fehlen."

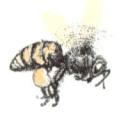

Test:
Was wissen Sie über Bienen und Bienenprodukte?

Machen Sie folgenden Test und geben Sie sich für jede richtige Antwort einen Punkt. Addieren Sie die Punkte und lesen Sie anschließend in Ihrer Kategorie nach.

1. Was schätzen Sie: Wie viele Blüten müssen Bienen befliegen, um ein Kilogramm Honig zu sammeln?
a) Etwa 10.000 Blüten
b) Etwa 100.000 Blüten
c) Etwa 10.000.000 (= zehn Millionen) Blüten

2. Wie viele Kilometer müssen Bienen im Schnitt überwinden, um ein Kilogramm Honig zu sammeln?
a) Etwa 50.000 Kilometer
b) Etwa 400.000 Kilometer
c) Etwa 800.000 Kilometer

3. Welches der folgenden Lebensmittel hat den höchsten Gehalt an dem lebenwichtigen Vitamin B-Komplex?
a) Eine Orange
b) Ein Eßlöffel Honig
c) Eine Ananas

4. Welche Therapieform ist am vielversprechendsten bei Tennisarm?
a) Eine Kur mit dem Bienenprodukt Propolissalbe.
b) Eine Operation
c) Schonung/Krankengymnastik/Fangopackungen

5. Ab welchen Temperaturen werden die wertvollen Inhaltsstoffe des Honigs zerstört?
a) Bei 20 bis 40 Grad Celsius
b) Bei 40 bis 60 Grad Celsius
c) Bei 70 bis 90 Grad Celsius

6. Wie sollte Honig am besten gelagert werden?
a) Im Kühlschrank
b) Möglichst trocken und an einem dunklen Ort
c) An der frischen Luft in der Sonne

7. Was enthält die meisten Aminosäuren?
a) 400 Gramm Rindfleisch
b) 100 Gramm Pollen
c) 5 Eier

8. Welchen entscheidenden Vorteil haben Bienenprodukte gegenüber chemischen Antibiotika?
a) Sie schädigen nicht die Darmflora und hinterlassen
keine Resistenz
b) Sie wirken schneller und besser
c) Sie verderben nicht so leicht

9. Was glauben Sie: Wie viele Bienen bevölkern
einen Bienenstock?
a) 10.000 bis 60.000 Arbeitsbienen, eine Königin und
mehrere tausend Drohnen
b) 1000 bis 5000 Arbeitsbienen, eine Königin und eine
Drohne
c) 100 bis 300 Arbeitsbienen ohne Königin und Drohne

10. In welchen Land der Erde gibt es die meisten Imker
pro Einwohner?
a) Deutschland
b) Nordamerika
c) Rußland

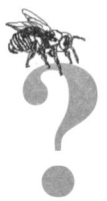

11. Bei welchen Krankheiten können Bienenprodukte
am ehesten erfolgreich eingesetzt werden?
a) Zur Vorbeugung und Therapie bei sogenannten
Zivilisationsschäden
b) Bei Nerven- und Gemütsleiden
c) Bei blutenden Wunden und Verletzungen

Richtige Lösungen:

1c, 2c, 3b, 4a, 5b, 6b, 7b, 8a, 9a, 10c, 11a.

9 bis 11 Punkte: Herzlichen Glückwunsch! Sie sind ein wahrer Bienenexperte und kennen sich bestens mit Bienenprodukten aus. Dennoch können Sie durch die Lektüre dieses Bändchens vielleicht zusätzlich noch einiges Wissenswerte über die Heilwirkung von Bienenprodukten erfahren.

6 bis 8 Punkte: Ein überdurchschnittlich gutes Ergebnis! Sie wissen deutlich mehr über Bienen und Bienenprodukte als die meisten Menschen. Mit diesem Bändchen können Sie Ihr Wissen über die Heilkraft von Honig, Pollen, Gelee Royal und Propolis auffrischen und erweitern.

3 bis 5 Punkte: Wenn Sie sich für die erstaunlichen Heilwirkungen von Bienenprodukten interessieren, dürfte dieses Bändchen für Sie genau das richtige sein. Sie werden staunen, bei welchen Erkrankungen die verschiedenen Bienenprodukte erfolgreich eingesetzt werden können. Zweifellos werden Bienenprodukte zukünftig auch Ihr Leben bereichern.

1 bis 2 Punkte: Sie interessieren sich für Bienenprodukte – damit ist der erste Schritt getan. Lassen Sie sich von der enormen Faszination, die von der Heilkraft natürlicher Bienenprodukte ausgeht, anstecken. Bienenprodukte haben auf die Gesundheit erstaunliche Wirkungen, die Sie nie für möglich gehalten hätten. Probieren Sie es aus und überzeugen Sie sich selbst.

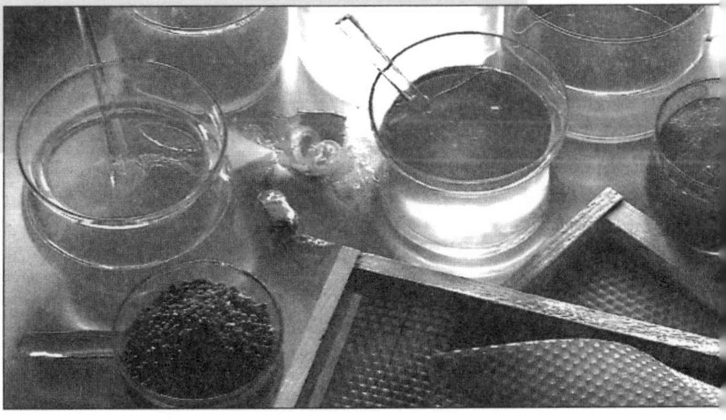

Abb. 2:
Honig – in seiner
ganzen Vielfalt

Natürliche Heilmittel

Interview

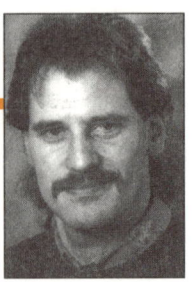

→ *mit Hobbyimker Reiner Hofmann aus Egloffstein/Bieberbach in der Fränkischen Schweiz*

Etwa 92.000 Imker sind hierzulande dem Deutschen Imkerbund angeschlossen, der sich wiederum in 20 Landesverbände unterteilt. Reiner Hofmann (34) aus Egloffstein/Bieberbach in der Fränkischen Schweiz ist seit Jahren begeisterter Imker und Bienenzüchter. Sein Honig wurde bereits mit der Qualitäts-Silbermedaille ausgezeichnet. Mit ihm führte Hermann Ehmann das folgende Interview.

LebensBaum: Herr Hofmann, wie viele Bienen halten sich schätzungsweise in Ihren Stöcken auf?

Hofmann: Zu jedem Bienenstaat gehören so um die 40.000 bis 60.000 Bienen. Ich habe insgesamt sechs Stöcke. In jedem Bienenstaat gibt es drei deutlich voneinander abgegrenzte Gruppen: die Königin, die Arbeiterinnen und die Drohnen.

LB: Beschreiben Sie bitte kurz, wie das Leben einer Honigbiene aussieht?

Hofmann: Jede Arbeitsbiene hat eine ganz bestimmte Aufgabe. In den ersten zwei Lebenstagen reinigen die jungen Arbeiterinnen Zellen und beseitigen eventuellen Abfall. Mit drei bis fünf Tagen betätigen sie sich als Brutpflegerinnen bei älteren Maden, welche bereits Blütenstaub und Honig verzehren können. Im Alter von zehn Tagen krabbeln die Jungbienen zum erstenmal aus dem Flugloch und unternehmen erste Orientierungsflüge. Später betätigt sich die Arbeitsbiene als Wächterin am Einflugloch. Vom 21. Lebenstag an geht sie unter die Sammlerinnen. Die im Frühling und Sommer geschlüpften Bienen leben insgesamt fünf bis sechs Wochen, die im Herbst geschlüpften dagegen überdauern den Winter und werden bis zu sechs Monate alt. Die Drohnen haben im Gegensatz zu den Arbeitsbienen nur eine

Aufgabe: nämlich die Königin während des Hochzeits-
fluges zu befruchten.

LB: *Was fasziniert Sie persönlich am meisten*
an Bienen?

Hofmann: Am meisten fasziniert mich ein Ereignis, das jedes Jahr
im Frühling stattfindet. Im Mai, wenn in der schwülwarmen
Luft der Duft der Apfelblüten liegt, herrscht am Bienenstock schon den ganzen Tag Unruhe. Dann plötzlich quillt
es ohne erkennbaren Anlaß wie ein Sturzbach aus dem
Stock heraus, und Tausende von Bienen surren durch die
Luft. Die Bienenwolke schwärmt aus und schlägt sofort
zielsicher eine ganz bestimmte Richtung ein. Das ist jedes
Jahr ein fantastisches Schauspiel.

LB: *Oft wird behauptet, Bienen würden ein munteres Wechsel-*
spiel betreiben, von Blüte zu Blüte fliegen und sich jeden
Tag eine andere Blüte suchen.
Was ist daran wahr?

Hofmann: Das stimmt so nicht, Bienen bleiben ihrer Blüte treu.
Erst wenn sie feststellen, daß eine Blütenart nicht mehr
genügend Nektar oder Blütenstaub liefert, gehen sie zu
einer anderen Art über.

LB: *Können Bienen sich untereinander verständigen?*

Hofmann: Man hat festgestellt, daß Bienen imstande sind, einan-
der mitzuteilen, wenn sie eine neue, besonders reiche Nah-
rungsquelle gefunden haben. Sie vollführen dann eine Art
Tanz, dessen Figuren den übrigen Sammelbienen die Flug-
richtung zu einer neuen, ergiebigen Sammelstelle angeben.

LB: *Welches sind die größten natürlichen Feinde*
der Bienen?

Hofmann: Da sind natürlich zum einen die Milben, die sich auf
den Bienen festklammern und sich in den Stock transportie-
ren lassen, wo sie sich an der Brut sattsaugen. Nach Schät-
zungen gehen jährlich rund fünf bis zehn Prozent aller Bienenvölker in Deutschland an solchem Parasitenbefall ein.
Spinnen hingegen bauen Fangnetze, mit denen sie ihre
Beute einwickeln, nachdem sie sie mit Gift konserviert

haben. Und dann sind da natürlich noch die sogenannten Bienenfresser, insektenfressende Vögel, die freilich in Nord- und Mitteleuropa eher selten sind.

LB: Immer wieder hört man, daß giftige Pflanzenschutzmittel die größte Gefahr für Bienen darstellen. Können Sie das bestätigen?

Hofmann: Tatsache ist ganz eindeutig, daß den chemischen Pflanzenschutzmitteln jedes Jahr ganze Bienenvölker zum Opfer fallen. Besonders hart treffen solche Gifteinsätze natürlich die einzeln lebenden Wildbienenarten, die nicht im Staat organisiert sind. Eine mögliche Alternative wäre vielleicht ein konsequent betriebener biologischer Pflanzenschutz.

LB: Wie wirkt naturbelassener Honig?

Hofmann: Honig zeigt eine antibakterielle und somit entzündungshemmende Wirkung. Er kann deshalb auch auf offene Wunden aufgetragen werden. Er aktiviert auch die Funktionen der Leber und die Magensekretion. Honig gehört zu den schadstoffärmsten Lebensmitteln und ist auch schon als Säuglingsnahrung geeignet.

LB: Welche Honigarten werden in Deutschland vorwiegend produziert?

Hofmann: Die Verteilung sieht ungefähr folgendermaßen aus: 34 % Blütenhonig, 29 % Waldhonig, 14 % Rapshonig, der Rest entfällt auf Linde, Akazie, Tanne und so weiter. Leider produzieren deutsche Imker zu wenig Honig, deshalb kauft der Kunde oft Auslandshonig. 1995 haben übrigens 942900 Bienenvölker sage und schreibe 33.500 Tonnen Honig produziert.

LB: Zum Abschluß noch eine ganz persönlichen Frage: Welche Honigsorte bevorzugen Sie persönlich?

Hofmann: Ich bevorzuge den Rapshonig, weil er so schön cremig schmeckt; er zergeht wunderbar auf der Zunge. Den würzigen Waldhonig hingegen mag ich nicht so gern.

LB: Vielen Dank für das Gespräch.

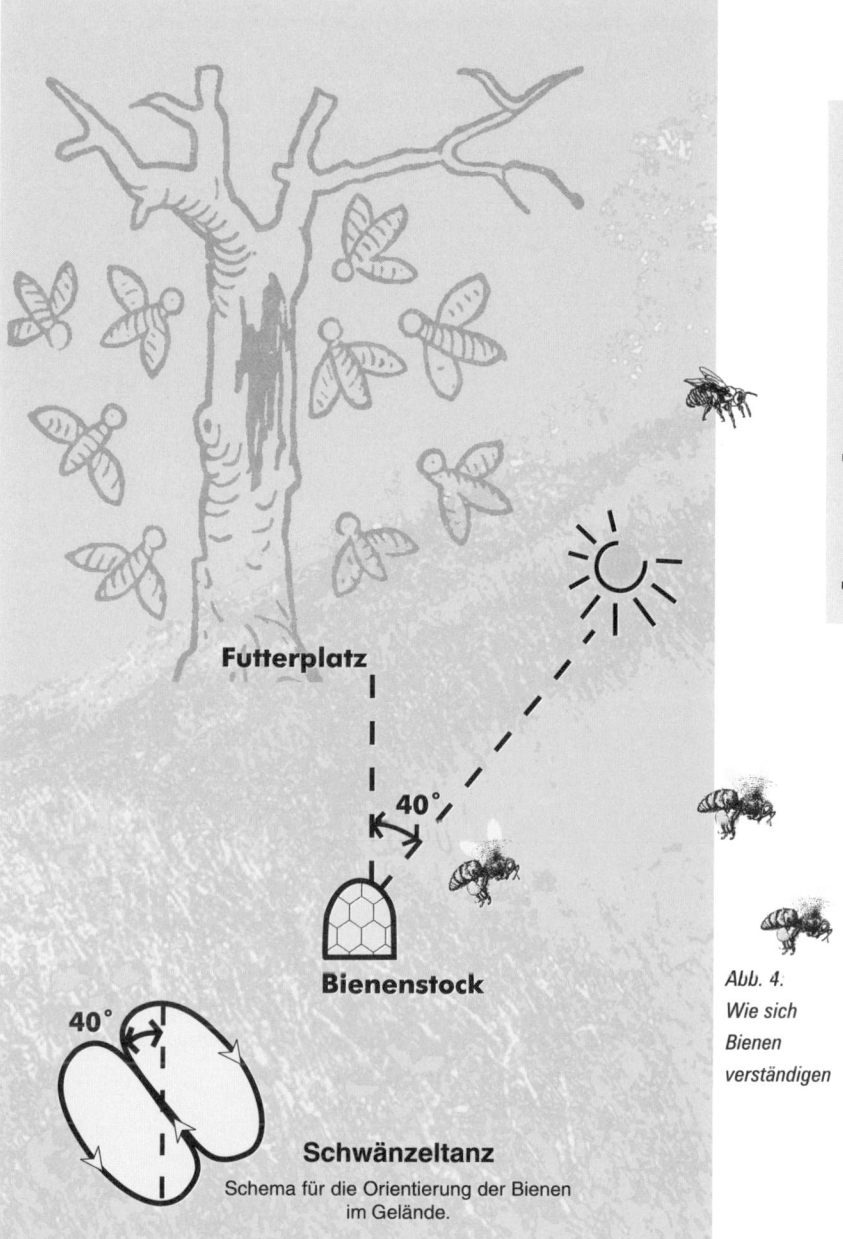

Futterplatz

40°

Bienenstock

40°

Schwänzeltanz
Schema für die Orientierung der Bienen
im Gelände.

Abb. 4.
Wie sich
Bienen
verständigen

Jungbrunnen Blütenpollen

Seit einigen Jahren interessieren sich immer mehr Mediziner und Pharmafirmen für die heilsamen Wirkungen des Pollens. Der Pollen, das männliche Geschlechtsorgan der Blüte, ist ein winziges, von einer Schale umgebenes Körnchen, das Wissenschaftler als das wesentliche und persönlichste Merkmal der Blüte bezeichnen. Einige vergleichen das Pollenkorn sogar mit dem Fingerabdruck des Menschen, da keines dem anderen gleicht und ihre Zusammensetzung äußert diffizil zu entschlüsseln ist. Manche Quellen sprechen sogar vom Pollen als dem Heilmittel der Zukunft, das biochemische Prozesse im Körper normalisieren könne und die Abwehrkräfte gegenüber Infektionen und ungünstigen äußeren Einflüssen auf natürliche Weise stärke.

Zwei Teelöffel oder ein Eßlöffel Pollen täglich genügen, um den Eiweißbedarf eines erwachsenen Menschen zu sichern (sofern dieser kein weiteres Eiweiß zu sich nimmt).

Der süßlich schmeckende Pollen eignet sich natürlich nicht nur für Bienen, sondern auch für Menschen hervorragend als Nahrung. Er enthält alles, was nicht nur die Biene, sondern auch der Mensch zum Leben braucht: Eiweißstoffe, Vitamine, Aminosäuren, Fette, Kohlenhydrate, Enzyme, Co-Enzyme, Hormone, ätherische Öle und viele andere Bestandteile, die noch gar nicht alle restlos erforscht sind. Da die wertvollen Inhaltsstoffe im Pollen hochkonzentriert sind, ist es nach Ansicht von Fachleuten theoretisch möglich, sich monatelang nur von Pollen zu ernähren, ohne irgendwelche Mangelerscheinungen befürchten zu müssen. Man kann sogar sagen: Blütenpollen wirkt als Jungbrunnen - das zumindest haben empirische Untersuchungen in europäischen Universitätskliniken gezeigt.

Russische Wissenschaftler beispielsweise haben herausgefunden, daß unter Imkern, die regelmäßig Pollen aßen, bestimmte Krankheiten wie etwa Krebs überhaupt nicht oder nur äußerst selten vorkamen. Daraus folgerte man zu Recht, daß Pollen eine antikanzerogene Wirkung hat und verjüngend wirkt.

Auch in Westeuropa wird Pollen seit mehreren Jahren in einigen ganzheitlich orientierten Kliniken bei der Nachbehand-

lung von Krebserkrankungen empfohlen, um Operations-
nachwirkungen und Strahlenschäden zu mildern.

→ Wie gewinnt man Blütenpollen?

Die Arbeitsbienen benutzen zum Sammeln des Blütenstaubs
sowohl ihre Mundorgane als auch ihre Beine und die feinen
Härchen, die den ganzen Körper bedecken. Mit ihren Kie-
fern trennen die Bienen die Pollensäckchen ab und trans-
portieren den Pollen in sogenannten Pollenhöschen auf ihren Beinen, wo sie ihn mit geschickten Bewegungen fest-
reiben, damit sie ihn unterwegs nicht verlieren. Vor dem
Bienenstock stellt der Imker eine Pollenfalle auf, durch die
sich die Pollenbienen zwängen müssen. Dabei verlieren sie
einen Großteil des Pollens, der in ein vorbereitetes Gefäß
fällt. Allerdings wird Pollen heute für den industriellen Gebrauch vielfach maschinell direkt von der Pflanze geerntet
und industriell weiterverarbeitet. Pollen wird im Handel oft

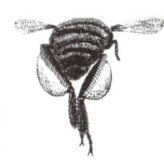

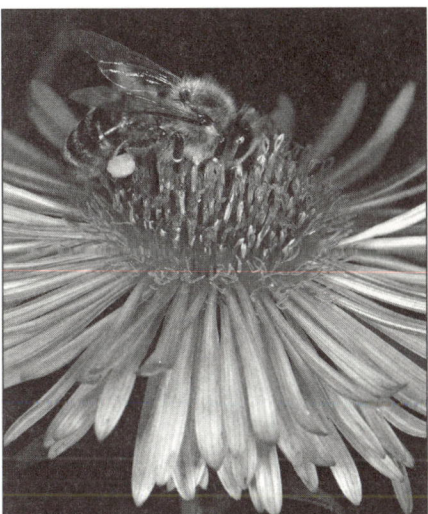

in Verbindung mit Honig-
mischungen angeboten,
man kann ihn aber auch
als eigenständiges Präpa-
rat kaufen. Zur Vorbeu-
gung nehmen gesunde
Personen täglich ein bis
zwei Eßlöffel, kranke und
schwächliche können die
Dosis auf das zehn- bis
zwanzigfache erhöhen.
Grundbedingung für die
positive Wirkung von
Pollen auf den Organis-
mus ist die regelmäßige
und langfristige Einnah-
me (mindestens einen

Abb. 5:
Biene
beim Pollen-
sammeln

Monat lang, nach einem halben Jahr wiederholen). Sehr viel
wirksamer ist es allerdings, Pollen vorbeugend einzunehmen, um Erkrankungen zuvorzukommen – speziell für ältere Menschen ist dies zu empfehlen. Nebenwirkungen treten
auch bei hohen Dosierungen nicht auf.

→ Warum Pollen so wertvoll sind

Pollen besteht aus Blütenstaub (ca. 40 Prozent), Zucker (ca. 25 Prozent), Proteinen (ca. 20 Prozent), freien Aminosäuren (ca. 10 Prozent), Wasser (ca. 4 Prozent) und Asche (ca. 3 Prozent). Viele Freizeit- und bekannte Leistungssportler behaupten, die regelmäßige Polleneinnahme habe ihre Leistung beträchtlich gesteigert – der legendäre Zehnkämper Daley Thompson oder der Fußballer Diego Maradona sind nur zwei Beispiele. Aber auch ältere Menschen und chronisch Kranke loben seine immunstärkende Wirkung. Die erstaunlichen Erfolge, die sich bei regelmäßiger Polleneinnahme erzielen lassen, erklären sich durch die ideale Ausgewogenheit der Eiweißstoffe, Vitamine, Aminosäuren und anderer wichtiger Bestandteile, die zusammenwirken und somit als biologische Katalysatoren im Körper fungieren.

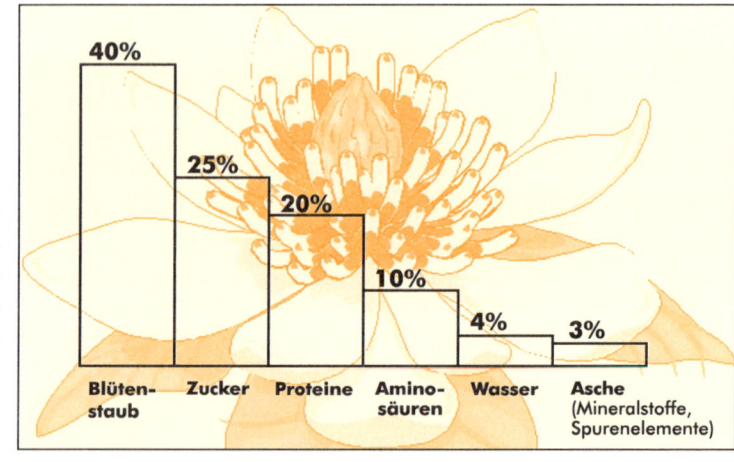

Abb. 6:
Die Zusammensetzung der Blütenpollen

Vitamin-, Mineralstoff- und Aminosäurenbombe

Pollenproben haben gezeigt, daß der Pollen eine regelrechte Vitamin-, Mineralstoff- und Aminosäurenbombe ist. Pollen enthält alle Vitamine, die der menschliche Organismus benötigt. Im einzelnen sind dies die Vitamine A, B-Komplex (B$_1$, B$_2$, Niacin, Folsäure, Pantothensäure, B$_6$ und B$_{12}$), C, D, E, H, P. Pollen weist vor allem einen hohen Anteil an

Vitamin E (Tocopherol) auf, dem positiver Einfluß auf die Herz- und Geschlechtsfunktion nachgesagt wird. Es gilt als das „Fruchtbarkeitsvitamin", das sich als fettlösliches Vitamin in den Zellwänden einlagert und deren Zerstörung durch sogenannte „freie Radikale" verhindert. Da es außerdem die Sauerstoffversorgung der Zellen unterstützt, steigert es auch ganz allgemein unsere Leistungsfähigkeit. Es hat ferner eine wichtige Bedeutung bei der Verhinderung von Arteriosklerose und bei der Krebsabwehr. Eine Überdosierung ist kaum möglich – zumindest hat sie keine schädlichen Auswirkungen.

Wie Sie aus der nachfolgenden Tabelle ersehen können, ist Pollen auch reich an Mineralstoffen und Spurenelementen:

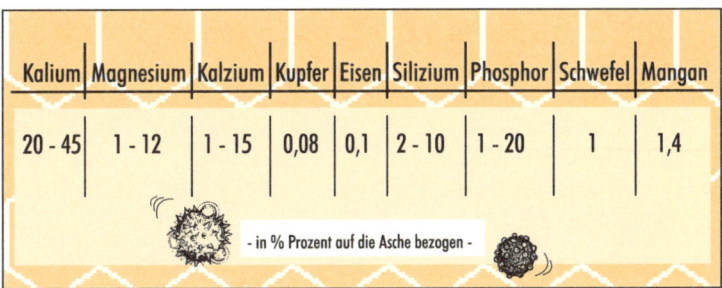

Kalium	Magnesium	Kalzium	Kupfer	Eisen	Silizium	Phosphor	Schwefel	Mangan
20 - 45	1 - 12	1 - 15	0,08	0,1	2 - 10	1 - 20	1	1,4

- in % Prozent auf die Asche bezogen -

Abb. 7: Mineralstoffe und Spurenelemente im Pollen

Blütenpollen

Pollen ist ferner ein Aminosäurenlieferant par excellence. Wußten Sie, daß 100 Gramm Pollen genauso viele Aminosäuren enthält wie ein halbes Kilogramm bestes Rindfleisch oder wie sieben Eier?

Aminosäuren sind Bausteine der Eiweißstoffe (Proteine), die vom Körper selbst nicht hergestellt werden können, sondern ihm zugeführt werden müssen. Aminosäuren spielen vor allem eine wichtige Rolle beim Muskelaufbau; überhaupt sind sie für alle Stoffwechselvorgänge unentbehrlich. In Pollen hat man sage und schreibe 20 verschiedene Aminosäuren in verschiedener Konzentration gefunden. Die wichtigsten sind in der Tabelle auf Seite 26 aufgeführt.

Demzufolge sind 30 Gramm Pollen absolut ausreichend, um den täglichen Eiweißbedarf eines Erwachsenen zu decken – das ist gerade mal ein gestrichener Eßlöffel voll.

Sie können Pollen grundsätzlich zu jeder Tageszeit einnehmen. Allerdings wird er frühmorgens vom Organismus am besten aufgenommen. Wie wäre es mit einem Pollenfrühstück und einem Sportlercocktail? Das belebt und erfrischt für den ganzen Tag.

Und schließlich enthält Pollen – je nachdem, um welche Grundblüte es sich handelt – zwischen einem und 20 Prozent Pfanzenfette, wobei die ungesättigten essentiellen Fettsäuren Linolsäure, Linolensäure und Arachidonsäure etwa die Hälfte ausmachen.

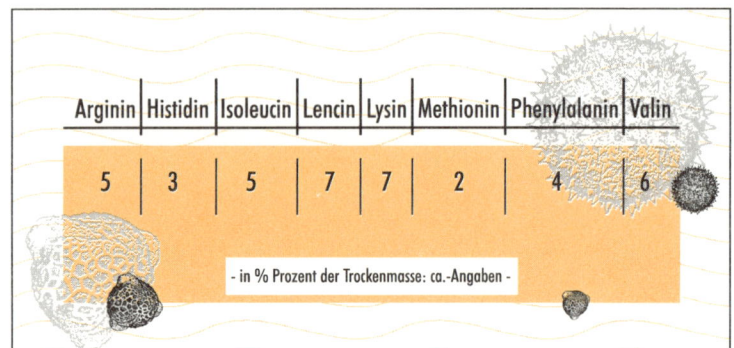

Abb. 8:
Aminosäuren
im Pollen

Arginin	Histidin	Isoleucin	Lencin	Lysin	Methionin	Phenylalanin	Valin
5	3	5	7	7	2	4	6

- in % Prozent der Trockenmasse: ca.-Angaben -

Weiterhin lassen sich durch die Analyse im Pollen Zucker, zahlreiche Enzyme, natürliche Antibiotika und Hormone nachweisen. Damit wird klar, daß Pollen mit Recht als Supernahrung bezeichnet werden darf.

Die Vollwertnahrung schlechthin?

Nicht verschwiegen werden soll, daß die Vollwertnahrung Pollen auch einen Nachteil besitzt: den Mangel an Ballaststoffen. Dies kann bei längerer (das heißt: mehrmonatiger) Einnahme zu einer gewissen Darmträgheit und damit zu Stuhlverstopfung führen. Wenn Sie jedoch zusätzlich stets ausreichend Ballaststoffe zu sich nehmen (z.B. täglich einige Äpfel, Salat und Hülsenfrüchte), werden Sie mit einer Pollendiät diesbezüglich keinerlei Probleme haben – im Gegenteil: Ihr Organismus bekommt alle lebensnotwendigen Substanzen, die für einen geordneten Stoffwechsel vonnöten sind, überreich zugeführt.

Ideales Vorbeugemittel

Aufgrund seines breiten Wirkstoffspektrums eignet sich Blütenpollen ideal als natürliches Vorbeugemittel gegen verschiedene „Zivilisationserscheinungen" wie Streß, Wetterfühligkeit, Abgeschlagenheit, Schlaflosigkeit und Verstimmungen. Vor allem der hohe Vitamingehalt des Pollens sorgt dafür, daß Schwächezustände keine Chance haben.

Aminosäure	Ei	Käse	Rindfleisch	Pollen	Durchschnittsbedarf
Isoleucin	0,8	1,7	1	5	2,7
Leucin	1,2	2,8	1,2	7	4
Lysin	1	2,3	1,5	7	3
Phenylalanin	0,7	1,4	0,7	4	4,2
Valin	1	2	1	6	3

- Aminosäurengehalt in % : ca.-Angaben -

Abb. 9: Vergleichstabelle

Regelung der Verdauungstätigkeit

Pollen regelt auf bewundernswerte Art und Weise die Verdauungstätigkeit im menschlichen Organismus. So hilft er zuverlässig bei hartnäckigen Durchfällen; darüber hinaus normalisiert er bei regelmäßiger Einnahme auch eine durch Fehlernährung oder Strahlenbehandlung angegriffene Darmflora. Die Darmflora umfaßt die Gesamtheit der Mikroorganismen, die wesentlicher Bestandteil des Immunsystems sind. Ist das Gleichgewicht dieser Bakterien geschädigt (z.B. durch Bestrahlung, schlechte Ernährung, Einnahme von Antibiotika), können sich im ganzen Körper Krankheiten ausbreiten. Hier greift der Pollen helfend ein.

Normalisierung erhöhter Cholesterinwerte

Immer wieder wird in der Literatur darauf hingewiesen, daß der Einfluß einer Pollendiät auf den Fettstoffwechsel so gravierend sei, daß selbst erhöhte Cholesterinwerte, die die Hauptursache für Schlaganfälle und Herzinfarkte sind, mit der Zeit gesenkt werden können. Voraussetzung sei allerdings, daß die Pollen über einen längeren Zeitraum eingenommen werden – mehrere 20-Tages-Kuren im Abstand von einigen Monaten seien zu empfehlen.

Mit anderen Worten: Mit einer Pollendiät ist die gezielte Vorbeugung gegen eine der häufigsten Zivilisationskrank-

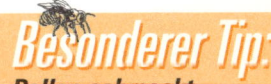

Besonderer Tip:
Pollen schmeckt ausgezeichnet in lauwarmer Milch, verrührt mit einem Löffel Honig.

Blütenpollen

heiten unserer Zeit möglich. Viele naturheilkundlich orientierte Therapeuten haben dies erkannt und verordnen ihren Patienten statt Medikamenten, die zwar den Blutfettgehalt reduzieren, aber auch Nebenwirkungen haben und nach einiger Zeit zur Gewöhnung führen können, eine Pollenkur.

Mit Blüten gegen die Umweltbelastung

Umweltbelastungen haben in den letzten Jahrzehnten deutlich zugenommen – und mit ihnen natürlich auch eine ganze Reihe umweltbedingter Erkrankungen wie z.b. Allergien, Nahrungsmittelunverträglichkeiten (Milchzucker-Unverträglichkeit, Eiweiß-Allergie, Gluten-Allergie), Atemwegserkrankungen.

Pollen sollten kurmäßig über einen längeren Zeitraum (mindestens zwei bis drei Wochen) eingenommen werden. Eine kürzere Einnahmedauer führt in der Regel zu keinem durchschlagenden Erfolg. Die Kuren sollten in Abständen von einigen Wochen oder Monaten mehrmals wiederholt werden.

Mit einer über einen längeren Zeitraum hinweg durchgeführten Pollendiät können wir diese Umweltrisiken zwar nicht ausschalten, aber doch für uns selbst wirksam reduzieren.

→ Bei welchen Krankheiten hilft Pollen?

Blütenpollen kann bei einer Vielzahl von Erkrankungen zur Unterstützung einer ärztlichen Therapie eingesetzt werden – mit großem Erfolg, wie zahlreiche Erfahrungsberichte von Patienten und naturheilkundlich tätigen Ärzten glaubhaft bezeugen. Unter anderem stellte man fest, daß sich mit Blütenpollen ausgezeichnete Erfolge bei Blutarmut, vorzeitigem Altern, Arteriosklerose und Verdauungsstörungen erzielen lassen. Auch in der Rekonvaleszenz und als Begleittherapie bei Bestrahlungen, längerer Antibiotika-Einnahme und nach Operationen leistet der Pollen gute Dienste, indem er die Genesung beschleunigt. Im einzelnen hilft Pollen bei folgenden Erkrankungen:

Mangelerscheinungen aller Art

Aufgrund seiner vollwertigen Zusammensetzung ist der Blütenpollen in der Lage, fast alle Mangelerscheinungen auszugleichen. Sein hoher Vitamin-, Mineralstoff- und Aminosäurengehalt macht ihn zu einem wertvollen Ergänzungspräparat bei allen Erkrankungen, die mit einem Mangel an Nährstoffen in Zusammenhang stehen. Vor allem Schwangere, Raucher, Leistungssportler, ältere Menschen und chronisch Kranke laufen leicht Gefahr, nicht ausreichend mit lebenswichtigen Nährstoffen versorgt zu werden und unter Vitaminmangel zu leiden. Dem können wir jedoch leicht vorbeugen, indem wir kurmäßig zum Pollen greifen.

Lebererkrankungen

Die beiden Bukarester Ärzte C. Hristea und M. Ialomiteanu berichten über hervorragende Erfahrungen mit Pollen bei der Behandlung von Lebererkrankungen. Selbst hoffnungslose Fälle von Leberzirrhose und anderen chronischen Leberschäden seien innerhalb weniger Wochen beziehungsweise Monate deutlich gebessert worden. Erklären läßt sich dieses Phänomen dadurch, daß der Blütenpollen in der Lage ist, Glykogen zu speichern; er hilft folglich mit, die Leber zu entgiften. Die Steuerung des Abbaus von Glykogen in der Leber wird normalerweise durch die Hormone Adrenalin und Glukagon geregelt. Ist jedoch die Leber – das Organ, in dem sich alle Gifte ansammeln – vorgeschädigt, unterbleibt meist eine ausreichende Entgiftung.

Hoffnung bei Krebs und Strahlenschäden

Es wäre vermessen zu behaupten, Produkte aus dem Bienenstock seien in der Lage, Krebs zu heilen. Weder Pollen, noch Gelee Royal, noch das Bienenkittharz Propolis zerstören Krebszellen – soviel ist klar. Allerdings geht es bei der Krebskrankheit nicht nur um Zerstören, sondern auch – oder in erster Linie – um die Stärkung des angegriffenen Immunsystems, das jetzt zudem noch übergroßen Belastungen ausgesetzt ist. Wenn also Blütenpollenpräparate zwar nicht direkt Krebszellen zerstören und damit die Krebskrankheit als solche besiegen, so tragen sie doch durch ihre immunstimulierende Wirkung dazu bei, daß der Körper die (ja oft recht aggressiven) Therapien besser verträgt und schneller

Blütenpollen

mit der Krankheit fertig wird. Denn daß eine Tumortherapie viel Kraft und Energie kostet, ist unbestreitbar. Diese Energie kann man leicht aus den natürlichen Bienenprodukten beziehen.

Die kräftigende Wirkung einer Pollendiät beruht zum einen auf der normalisierenden Wirkung auf den Zellstoffwechsel, der bei einer Krebserkrankung außer Kontrolle geraten ist. Zum anderen ersetzt Pollen die für einen normalen Ablauf des Zellstoffwechsels lebenswichtigen Vitamine A, B-Komplex und C sowie darüber hinaus mehrere unverzichtbare Enzyme, die für die Auflösung von Immunkomplexen zuständig sind.

Unverträglichkeitserscheinungen sind äußerst selten. Hin und wieder wird über das Auftreten von Allergien im Zusammenhang mit Pollen- und Bienenpräparaten berichtet. Jeder Pollenspezialist weiß allerdings, daß derartige Pollenallergien sehr selten sind und nur bei sehr empfindlichen (anfälligen) Allergikern auftreten. Es versteht sich von selbst, daß Sie die Behandlung abbrechen sollten, wenn Sie nach dem Gebrauch von Pollen allergisch reagieren sollten. In jedem Fall verschwindet die Reaktion nach dem Absetzen des Präparates sofort wieder.

In den 70er Jahren wurde in der Wiener Universitätsklinik eine Langzeitstudie mit an Genitalkarzinomen erkrankten Frauen durchgeführt. Eine Patientinnengruppe erhielt zusätzlich zur Bestrahlungstherapie eine Pollendiät; eine Kontrollgruppe bekam die gleichen Bestrahlungen in derselben Dosis – allerdings ohne Zusatz von Pollen. Das Resultat war überwältigend. Hier die Ergebnisse im einzelnen:

1. Der Pollen sorgte für einen deutlichen Anstieg der roten und weißen Blutkörperchen.

2. Die Leberwerte (also die Entgiftung) der Pollendiät-Gruppe waren gegenüber der Kontrollgruppe deutlich verbessert.

3. Das Gesamteiweiß im Blutserum wurde durch die Pollendiät erhöht.

4. Die Globuline – ein wichtiger Indikator für das Funktionieren des Immunsystems – waren signifikant erhöht. Auch dies ist ein Zeichen für die Stimulierung der Immunabwehr durch die Polleneinnahme.

5. Der bei den bestrahlten Patientinnen befürchtete Gewichtsverlust (durch die Strahlung vermindert sich der Appetit in der Regel erheblich!) konnte in Grenzen gehalten werden.

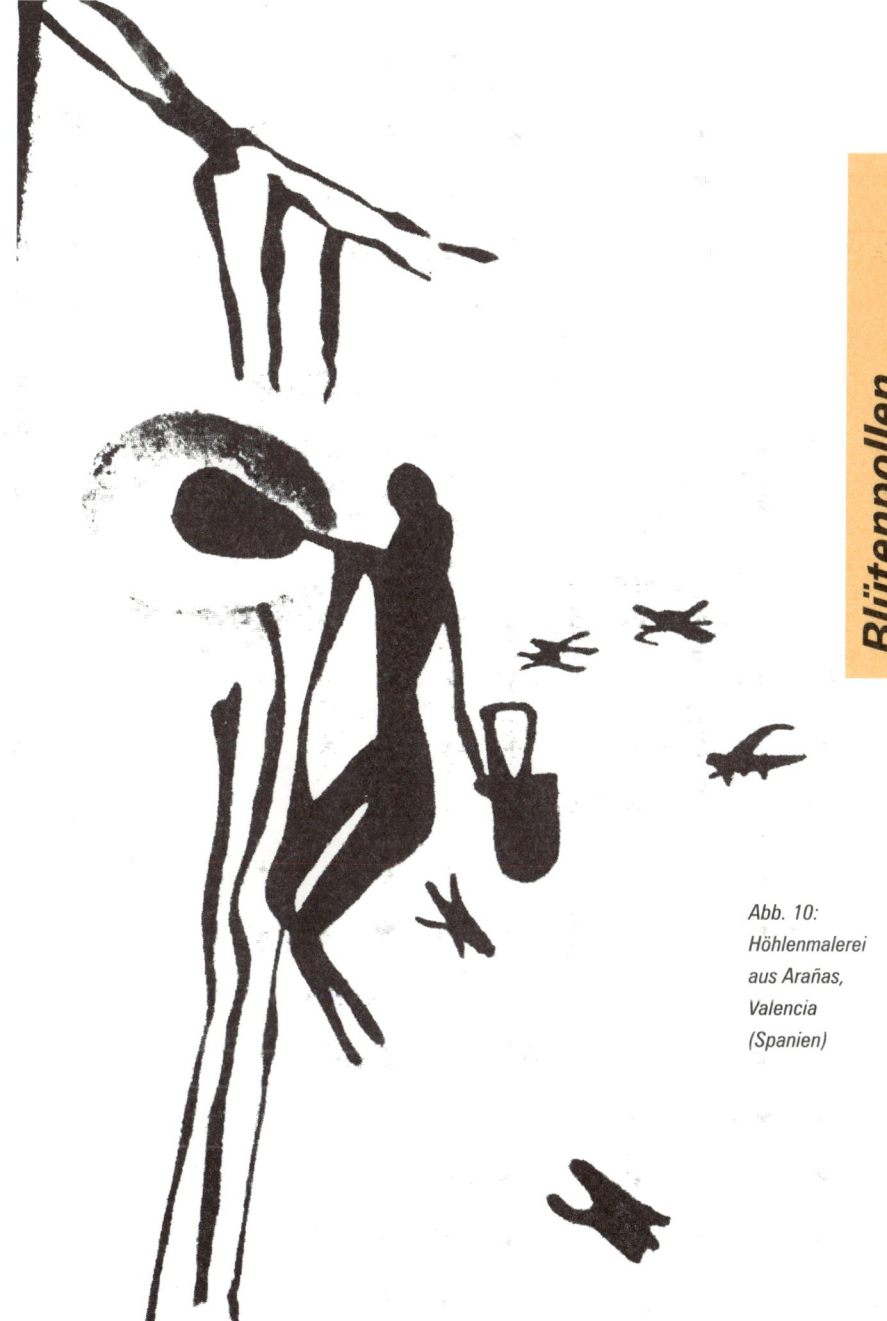

Abb. 10:
Höhlenmalerei
aus Arañas,
Valencia
(Spanien)

„Zaubertrank" Gelee Royal

Wer kennt nicht die erheiternden Geschichten von Asterix, Obelix und dem Zaubertrank des Druiden Miraculix, der die streitbaren Gallier ganz und gar unbesiegbar machte und zum Schrecken der römischen Legionäre werden ließ!? Welches Spezialrezept der Naturbursche Miraculix für seinen Zaubertrank genau verwendete, können wir heute natürlich nur erahnen. Nach dem zu urteilen, was die Gallier mit dem Trank angeblich zu leisten vermochten, dürfte allerdings kaum in Frage stehen, daß der gute Miraculix einen gehörigen Schuß Gelee Royal mit hineingemischt hat.

Gelee Royal – so bezeichnet man den klebrigen, dickflüssigen Saft, den die Bienen zwischen ihrem sechsten und zehnten Lebenstag aus ihrer Futtersaftdrüse absondern. Signifikanterweise erhält die Jungbiene, die Königin werden soll, in ihren ersten Lebenstagen ausschließlich Gelee Royal, während sich die Arbeiterinnen „nur" mit Honig und Pollen zufrieden geben müssen.

Luftdicht abgeschlossen hält sich Gelee Royal (wenn es einmal angebrochen ist) in einem verschlossenen, gut gekühlten Gefäß (am besten um die 5 Grad Celsius) monatelang.

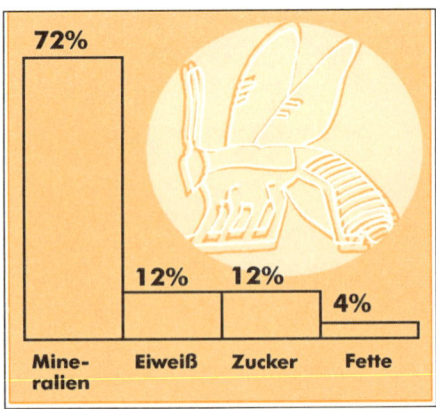

Abb. 11: Zusammensetzung von Gelee Royal

72%

12%   12%

4%

Mineralien   Eiweiß   Zucker   Fette

Gelee Royal besteht zu ca. 66 Prozent aus Wasser und zu ca. 34 Prozent aus Trockensubstanz. Letztere setzt sich zusammen aus ca. 12 Prozent Eiweißstoffen (Proteinen), ca. 4 Prozent Fetten, ca. 12 Prozent Monosacchariden (einfache Zucker) und ca. 72 Prozent Mineralstoffen. An Vitaminen läßt sich vor allem der B-Komplex nachweisen, der für Stoffwechselvorgänge und ein funktionierendes Nervensystem eminent wichtig ist.

→ Gelee Royal als Energiespender

Ähnlich wie Honig und Pollen ist auch der Futtersaft ein idealer Energiespender. Viele Sportstars und Persönlichkeiten aus dem öffentlichen Leben – allen voran der berühmteste Schwergewichtsweltmeister aller Zeiten, Muhammad Ali (alias Cassius Clay) – nutzen die kräftigende Wirkung von Pollen und Gelee Royal als Energiespender.

Aber auch wer keine Ambitionen auf einen Weltrekord hat, sondern einfach nur auf natürliche Weise möglichst frisch und vital bleiben will, kann von der stärkenden Wirkung des Futtersaftes der Bienen profitieren. Nicht zuletzt wegen seiner kräftigenden Wirkung ist Gelee Royal auch für Kinder und Jugendliche in der Wachstumsphase und als vorbeugender Schutz vor Erkältungskrankheiten ideal geeignet. In der Rekonvaleszenz trägt Gelee Royal zu einer schnelleren Genesung bei.

→ Mit Gelee Royal gegen Rheuma und Impotenz

Das energiespendende Gelee Royal hat – als Zusatznahrungsmittel eingenommen – erstaunliche Wirkungen. Es enthält viele wertvolle Vitamine der B-Gruppe, einschließlich Pantothensäure, der neuerdings eine Wirksamkeit bei der Behandlung von Gelenkrheuma zugeschrieben wird. Da Rheumatismus allerdings eine Erkrankung des gesamten Körpers ist, muß man schon große Mengen Pantothensäure einnehmen, um die erhoffte Wirkung zu erzielen.

In manchen Medien ist gelegentlich zu lesen, daß der tägliche Bedarf an Pantothensäure allein durch die Darmbakterien gedeckt werden könne. Neuere Forschungsergebnisse widerlegen dies. Vor allem ältere Menschen, Schwangere, Sportler oder Personen, die große Leistungen (körperliche oder geistige) erbringen müssen, haben einen stark erhöhten Pantothensäurebedarf, der nicht natürlich gedeckt werden kann. Für solche Personen bietet sich Gelee Royal als idealer Pantothensäurelieferant an.

Gelee Royal

Gelee Royal ist das teuerste Bienenprodukt, und daher wird hier oft gespart. Das ist aber falsch, da das Mittel unter 30 Milligramm pro Tag nicht nützt. In schweren Fällen ist oft die vier- bis zehnfache Dosis erforderlich. Nebenwirkungen sind auch bei solchen hohen Dosierungen nicht zu erwarten.

Im übrigen verwenden viele Homöopathen und Heilpraktiker sogar Bienengift in verdünnter Dosis gegen Krankheiten
des rheumatischen Formenkreises – mit großem Erfolg, wie
die Fachzeitschrift „Natur und Heilen" (10/1996) berichtet.

Impotenz (von lateinisch „impotentia" = Unfähigkeit) kann
viele Ursachen haben. Zweifellos spielen in vielen Fällen
seelische Konflikte eine bedeutende Rolle. Oft liegt allerdings auch eine körperliche Erkrankung zugrunde; dann müssen dem Körper Mineralstoffe und Spurenelemente in grö-
ßeren Mengen zugeführt werden. Generell lassen sich zwei
Formen unterscheiden: die „impotentia coeundi", also die
Unfähigkeit des Mannes, den Geschlechtsakt auszuführen,
und die „impotentia generandi", die Zeugungsunfä-
higkeit. In letzterem Fall ist der Samen biologisch
minderwertig, d.h. er enthält nicht genügend oder
nicht ausreichend bewegliche, zeugungsfähige Spermien, die die weibliche Eizelle befruchten könnten.
Umwelteinflüsse und genetische Faktoren spielen hier
eine große Rolle; aber auch Vorerkrankungen, z.B.
Hodenentzündungen oder Infektionen der Vorsteherdrüse, können eine Ursache sein.

*Auch bei Impotenz
läßt sich mit Gelee
Royal so manches
bewirken.
Hier genügen oft
schon kleinere Men-
gen, um zumindest
eine Besserung
herbeizuführen.*

Es wäre Augenwischerei, wenn man behaupten wol-
le, Gelee Royal könne in jedem Fall die konkrete Ursache
einer Impotenz bekämpfen. Aber zumindest in den Fällen,
wo zu wenig Spermien produziert werden, kann es doch gute
Dienste leisten. Pollen und Gelee Royal enhalten große Mengen Aminosäuren (Arginin, Histidin und Glycin), die für die
Spermienproduktion in den Hoden von großer Wichtigkeit
sind; darüber hinaus noch viel Fruchtzucker, der als Energiespender für die Spermien dient. Auch die pflanzlichen Hormone (Phytosterole) und nicht zuletzt die reichlich enthaltene Pantothensäure aus dem Gelee Royal regen die Spermien-
produkion an. Studien haben gezeigt, daß die Kombination
Pollen und Gelee Royal die Zahl, die Kraft und die Beweg-
lichkeit der Spermien erhöht. In vielen Fällen verdoppelte
sich sogar die Anzahl der produzierten Spermien.

→ **Hilfe in den Wechseljahren**

Auch Frauen können von der Kraft des Futtersaftes der Bienen profitieren. Die Zeit der Wechseljahre ist ein natürlicher Alterungsprozeß, der in vielen Fällen ohne ärztliche Behandlung ablaufen kann. Natürliche Rückbildungsprozesse in den Eierstöcken und hormonelle Veränderungen, die den ganzen Körper betreffen, sind verantwortlich für die Veränderungen im Körper der Frau während dieser Zeit zwischen dem 42. und 65. Lebensjahr. Die Eierstöcke stellen die Produktion der weiblichen Hormone Östrogen und Gestagen ein, was das Ausbleiben der monatlichen Regelblutung nach sich zieht. Häufig kommt es durch den Östrogenmangel zu einer Störung des Fettstoffwechsels und damit zu einer Gewichtszunahme. Daneben verläuft der Zuckerstoffwechsel anders, was ebenfalls Gewichtsprobleme nach sich zieht. Weitere direkte und indirekte körperliche und seelische Begleiterscheinungen wie Hitzewallungen, Schweißausbrüche, Herzklopfen, Schlaflosigkeit, Schwindel, Kopfschmerzen, Gedächtnis- und Konzentrationsschwierigkeiten können in dieser Phase verstärkt auftreten. Auch psychovegetative Beschwerden wie Gereiztheit, Nervosität und depressive Verstimmungen sind keine Seltenheit. Hauptursache für die zahlreichen klimakterischen Beschwerden ist der relative Mangel an Östrogen in den Wechseljahren.

Gelee Royal

Viele Ärzte verschreiben ihren Patientinnen jetzt Hormone, die die Symptome der Wechseljahre lindern sollen. Die Verabreichung von Hormonen sorgt zwar in der Regel für ein rasches Nachlassen der Beschwerden, allerdings kann eine Hormontherapie bisweilen schwere Nebenwirkungen nach sich ziehen – sogar die Möglichkeit einer Entstehung von Krebs wird diskutiert; in jedem Fall gehört eine Hormontherapie in die Hand eines erfahrenen Fachmannes.

Sie können Gelee Royal auf die Haut auflegen, um Hautunreinheiten, Ekzeme, Altersflecken oder Narben zu behandeln.

Die Zahl der gesundheitsbewußten Frauen, die aus medizinischen Gründen keine Hormone einnehmen dürfen oder eine Einnahme aus persönlichen Gründen ablehnen, wird jedoch immer größer. Wer ganz auf eine chemische Hormonbehandlung verzichten und dennoch etwas für sich tun will, dem hat die Natur mit dem Futtersaft der Bienen ein wirksames Mittel beschert, das zuverlässig und ohne Nebenwirkungen hilft, die hormonelle Umstellungsphase zu meistern.

Wissenschaftler haben herausgefunden, daß Gelee Royale bei längerer Einnahme Östrogen-Effekte bewirkt. Selbst wenn es über mehrere Jahre hinweg eingenommen wird, sind keinerlei unangenehme Nebenwirkungen zu befürchten – im Gegenteil: Die hormonelle Situation wird sich auf ganz natürliche Weise von selbst normalisieren, so daß allmählich die Beschwerden nachlassen; meist schon innerhalb weniger Wochen oder Monate.

Gelee Royal läßt sich gut in Kombination mit Honig anwenden: In 8 bis 10 Eßlöffeln Honig sollen 6 Gramm Gelee Royal gelöst (und gleichmäßig verteilt) werden. Von diesem Gemisch nehmen Sie kurmäßig drei Wochen lang täglich morgens vor dem Frühstück einen Teelöffel ein und lassen ihn langsam auf der Zunge zergehen, damit die wertvollen Stoffe schon über die Mundschleimhäute wirken können. Lassen Sie danach sechs Monate vergehen und machen Sie die Kur erneut.

Der Chef der Endokrinologischen Abteilung der Frauenklinik der Medizinischen Fakultät Sarajevo, Professor Dr. Osmanagic, berichtet: „Die Frauen verloren nicht nur völlig oder teilweise ihre klimakterischen Beschwerden, sondern fühlten dank der Wirkung des Präparats aus Futtersaft und fermentiertem Pollen eine Besserung des allgemeinen Zustandes; sie wurden psychisch ruhiger, frischer, dynamischer und aktiver..."

Ein weiterer wichtiger Faktor für das Wohlbefinden ist die Umstellung der Ernährung während der Wechseljahre. Auf Seite 37 einige wertvolle Tips:

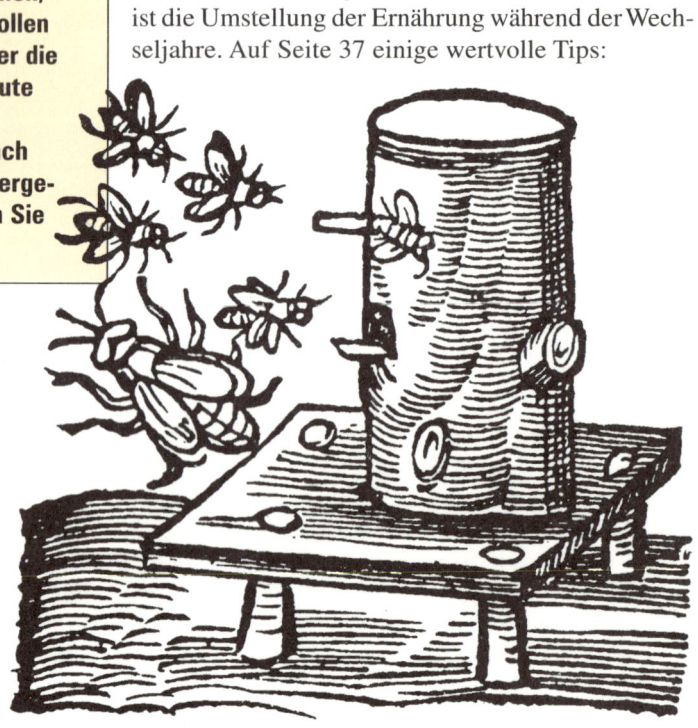

Besonderer Tip:

Bewahren Sie Gelee Royal lichtgeschützt und kühl, am besten im Kühlschrank, auf.

● Nehmen Sie *vermehrt Eiweißstoffe* zu sich und verzichten Sie auf Salz und Süßigkeiten.

Besonderer Tip:

Blütenpollen enthalten besonders viel Aminosäuren und Proteine.

● Erwägen Sie eine Ernährungsumstellung auf *Vollwertkost und vegetarische Nahrungsmittel*.

Besonderer Tip:

Denken Sie daran, daß Pollen die ideale Ergänzung für eine Vollwerternährung ist.

● *Verzichten Sie auf Fette und Kohlenhydrate* und meiden Sie Alkohol, Nikotin und Koffein.

● Alles in allem sind *sämtliche Produkte aus dem Bienenstock* – vor allem aber Blütenpollen und Gelee Royal – aufgrund ihrer Zusammensetzung zur Vorbeugung und zur Unterstützung einer Therapie während der Wechseljahre hervorragend geeignet.

Gelee Royal

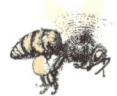

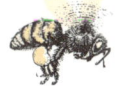

Das natürliche Antibiotikum Propolis

Der dänische Hobbyimker Karl Lund Aagaard „entdeckte" 1967 als erster die Heilwirkung von Propolis, als er bei einer schweren Grippe rasche Heilung erfuhr, nachdem er versuchsweise Propolis, das Kittharz der Bienen, eingenommen hatte. Aagaard entwickelte daraufhin verschiedene Herstellungs- und Reinigungsverfahren, die in den letzten Jahrzehnten beständig weiterentwickelt wurden und einen besonders hohen Qualitätsstandard garantieren. Propolis gilt als das wirksamste natürliche Antibiotikum, das der Mensch je entdeckte. Schon der bereits erwähnte griechische Philosoph Aristoteles schätzte Propolis wegen seiner „heilenden Eigenschaften" und empfahl es bei eitrigen Wunden und anderen Verletzungen. Und der römische Schriftsteller Plinius lobt Propolis in seinen „Schriften zur Naturgeschichte" als „sehr wirksame Medizin . . . bei Wunden und für die inneren Organe".

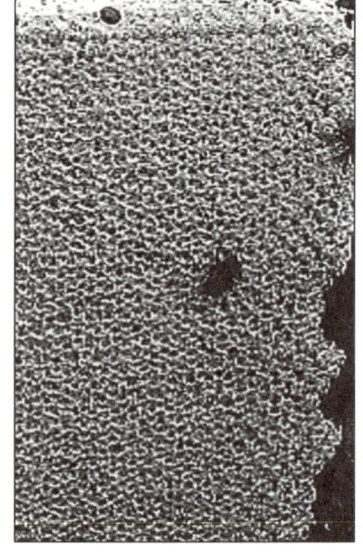

Abb. 12: Bienen dichten ihren Bienenstock ab

Wissenschaftliche Untersuchungen bestätigen immer wieder die Wirksamkeit von Propolis gegen eine Vielzahl von Erkrankungen, von einfachen Halsschmerzen bis hin zu Blasenentzündungen und zur Gürtelrose.

Das Wort Propolis stammt aus dem Griechischen und bedeutet soviel wie „Vor der Stadt" (Pro = vor; polis = Stadt). Wenn wir uns den menschlichen Organismus als einen wohlorganisierten Staat vorstellen, der von Feinden – also Viren, Bakterien und anderen Erregern – angegriffen wird, dann hat das Propolis in diesem Staat die Rolle einer militärischen Schutzmacht, die vor den Toren der Stadt (oder vor den Staatsgrenzen) postiert ist und unerwünschte „Eindringlinge", die dem Staat – in diesem Fall dem Körper – schaden könnten, abhält.

Bienen halten mit Propolis ihren Bienenstock „in Schuß".
Sie dichten alle Ritzen und Löcher ab und machen sich die
antibakterielle Wirkung des Kittharzes, das sie von Blatt-
knospen und Bäumen sammeln, zunutze, um in den Stock
gelangte Fremdkörper unschädlich zu machen. Bakterien, die
in den „Bienenstaat" eindringen, haben so keine Chance,
Schaden anzurichten.

Warum sollte dem Menschen nicht nützen, was die Bienen
seit Jahrtausenden beschützt?

→ Die Bestandteile von Propolis

Propolis besteht zu ca. 55 Prozent aus Harz und Balsam; die
restlichen ca. 45 Prozent verteilen sich auf Wachs (30 Prozent), ätherische Öle (10 Prozent) und Festsubstanz (5 Prozent). Ähnlich wie Pollen und Gelee Royal ist Propolis reich
an Aminosäuren, Spurenelementen (Eisen, Kupfer, Mangan,
Zink) und Vitaminen (vor allem A, C, E, H und P). Darüber
hinaus lassen sich verschiedene natürliche antibiotische Stoffe
nachweisen, speziell Flavononide. Letztere spielen bei der
Stärkung der körpereigenen Abwehrkräfte gegen Krankheiten und Infektionen eine wesentliche Rolle.

→ Die Alternative zu herkömmlichen Antibiotika

Herkömmliche Antibiotika, die wir bei schweren bakteriel-
len Infektionen schlucken müssen oder gespritzt bekommen,
werden aus primitiven Mikroorganismen (Bakterien oder
Pilzen) hergestellt, die für den menschlichen Organismus
Fremdstoffe sind. Dadurch kommt es – sofern sie öfter oder
über einen längeren Zeitraum eingenommen werden – zu teilweise erheblichen Nebenwirkungen, bei den einen Substanzen mehr, bei den anderen weniger. Die Schwere der Nebenwirkungen ist vor allem von der Einnahmedauer und der
Gesamtkonstitution des Patienten abhängig, in jedem Fall aber
schädigen sie die Darmflora.

Propolis hingegen hat nachgewiesenermaßen eine (wenn auch
etwas schwächere) antibiotische Wirkung, jedoch treten hier

keine unerwünschten Nebenwirkungen auf. Im Gegenteil: Propolis zerstört nicht die Bakterienbesiedelung des Darmes, sondern fördert sie sogar – es stellt somit eine wirkliche Alternative dar, die mittlerweile auch von immer mehr Schulmedizinern ernst genommen wird.

→ Bei welchen Erkrankungen hilft Propolis?

Es mag überraschend klingen, aber das Kittharz der Bienen ist so ziemlich das einzige Mittel, das wirklich gegen einen „Tennisarm" hilft – dies belegen mehrere voneinander unabhängige Quellen. Unter „Tennisarm" versteht man eine sehr

Die Vorteile von Propolis gegenüber herkömmlichen Antibiotika liegen auf der Hand:

● Antibiotika haben Nebenwirkungen, die bei einer Propolis-Anwendung nicht auftreten können (abgesehen von einigen wenigen Allergiefällen). Pharmazeutische Antibiotika schwächen den Organismus, Propolis-Produkte stärken ihn.

● Antibiotika helfen hauptsächlich gegen Bakterien, kaum aber bei Virus- oder Pilzinfektionen. Propolis hingegen ist auch hier wirksam.

● Bakterien sind so „schlau", daß sie sich ständig verändern und so gegen Antibiotika resistent werden. Dies erfordert die kontinuierliche Entwicklung von neuen Antibiotika-Generationen in immer kürzeren Abständen. Eine Resistenz gegen das natürliche Propolis-Antibiotikum ist hingegen nicht feststellbar.

schmerzhafte Entzündung von Muskeln, Sehnen und Sehnenscheiden im Ellbogengelenk, die übrigens nicht nur bei Tennisspielern auftritt, sondern bei allen Menschen, die ein Gelenk einseitig belasten oder übermäßig strapazieren. Auch Menschen, die viel am Schreibtisch sitzen, können betroffen sein. Die Schulmedizin hat bisher kein geeignetes Mittel gegen dieses Phänomen gefunden; man versucht Behandlungen mit niederfrequentem Reizstrom, Fangopackungen und schmerzstillenden Salicylat-Salben. Da die Resultate bislang aber nicht zufriedenstellend sind, weichen heute einige Mediziner (teilweise sogar Fachärzte) auf Propolissalbe aus, die dreimal täglich dick aufgetragen werden muß. Die Erfolgsquote der Propolissalbe bei dieser vermeintlich „therapieresistenten" Erkrankung liegt angeblich bei über 70 Prozent – ein verblüffend hoher Prozentsatz. Und die Besserung tritt meist schon nach wenigen Tagen ein, vorausgesetzt, daß das betroffene Gelenk für längere Zeit absolut geschont wird. Allerdings kann es gelegentlich zunächst zu einer leichten Anfangsverschlimmerung kommen, die aber schnell abklingt.

Aber auch bei anderen Erkrankungen kann Propolis erfolgversprechend eingesetzt werden. Im folgenden seien nur einige genannt, wo – bei entsprechend langer Anwendungsdauer, versteht sich – Heilungserfolge, zumindest aber Linderungen, beobachtet wurden:

Propolis

- **Mund-, Rachen-, Mandel- und Kehlkopfentzündungen (Halsschmerzen jedweder Genese)**
- **Ohr-Entzündungen**
- **Stirn- und Nebenhöhlenentzündungen**
- **Verbrennungen und Wunden**
- **Ekzeme, Akne, Narben, Abszesse, Herpes, Schuppenflechte (leichtere Fälle)**
- **Magenleiden**
- **Infektionen des Harntrakts**
- **Gürtelrose**
- **Zahnfleischentzündungen**

→ Wie Sie Propolis anwenden können

Wie wir im letzten Teilkapitel gesehen haben, kann Propolis bei einer Vielzahl von Erkrankungen mit Erfolg eingesetzt werden. Die bemerkenswertesten Resultate werden jedoch bei der Behandlung von leichteren Mund- und Racheninfektionen erzielt. Halsschmerzen verschwinden mit Propolis nicht selten innerhalb weniger Stunden – es sei denn, es handelt sich um eine handfeste Mandelentzündung, die in jedem Fall in ärztliche Behandlung gehört, weil Nachfolgeschäden möglich sind.

→ Darreichungsformen von Propolis

Wenn Sie zu den (wenigen) Menschen gehören, die den leicht bitteren Geschmack roher Propolis nicht mögen, können Sie Propolis auch in Form von Kaubonbons mit Karamelgeschmack oder als Lakritzbonbons kaufen. Propolis ist in den unterschiedlichsten Formen erhältlich:

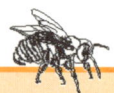

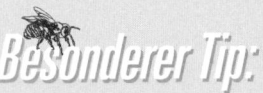 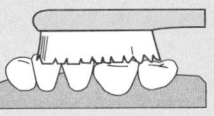

Besonderer Tip:

Da Propolis sich ausgezeichnet zur Mund- und Zahn-
pflege eignet, können Sie zukünftig aggressive
chemische Zahnpasten ausmustern. Diese enthalten
Schaumverstärker und Weißmacher, die Zähnen und
Zahnfleisch schaden. Der Naturstoff Propolis weist
natürliche keimhemmende und entzündungswidrige
Eigenschaften auf. Er schäumt zwar weniger, wirkt
aber ausgezeichnet gegen Mundgeruch und gewähr-
leistet eine umfassende Pflege zur Rein- und Gesund-
erhaltung der Zähne, des Zahnfleisches und der
Mundhöhle.

Propolis

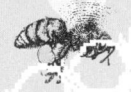

„Nach meinen Erfahrungen in der Praxis
hilft Propolis bei Akne oft besser als alle
anderen Heilmittel, Entzündungen und Eiterungen bilden sich zurück und heilen ohne
belastende Narben ab, die übermäßige
Talgproduktion wird normalisiert. Durch
längere Anwendung über Wochen und Monate hinweg kann selbst hartnäckige Akne,
die jahrzehntelang bestand, völlig ausge-
heilt werden." (Herold / Leibold, S. 209)

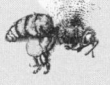

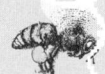

Heilmittel Honig

Kaltgeschleuderter Bienenhonig ist eine „süße Medizin" aus der Schatzkammer der Natur. In einem alten Ernährungs-Hausbuch aus

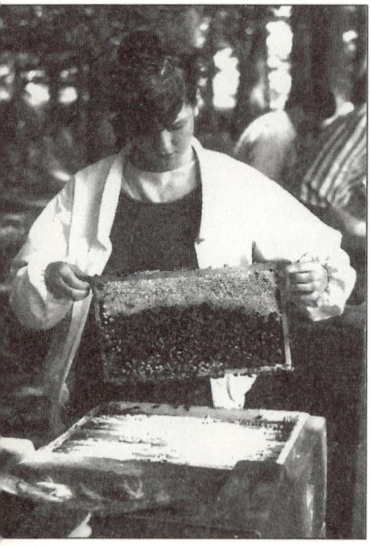

dem Jahre 1954 las ich kürzlich folgendes: „Honig ist konservierter Sonnenschein, von dem wir wieder weitgehend Gebrauch machen sollten, zumal er Wirkstoffe enthält, die den Menschen vor schlimmen Schäden zu bewahren vermögen" (Ernst Schneider, Nutze die Heilkraft unserer Nahrung, Hamburg 1954, S. 270).

Honig wird vom Korbimker durch Auslaufenlassen oder Auspressen der Wabe (Preßhonig) oder aber durch Ausschleudern in einer Zentrifuge (Schleuderhonig) gewonnen. Der reinste, teuerste Honig ist der Waben- oder Scheibenhonig, der in frisch gebauten, unbebrüteten Waben verkauft wird.

Abb. 13: Imkerin bei der Arbeit

→ Bestandteile des Honigs

Qualitätshonig enthält mehr als hundert Wirkstoffe, die für eine normale Entwicklung und Funktion der Abläufe im Körper unentbehrlich sind.

Abb. 14: Bestandteile des Honigs

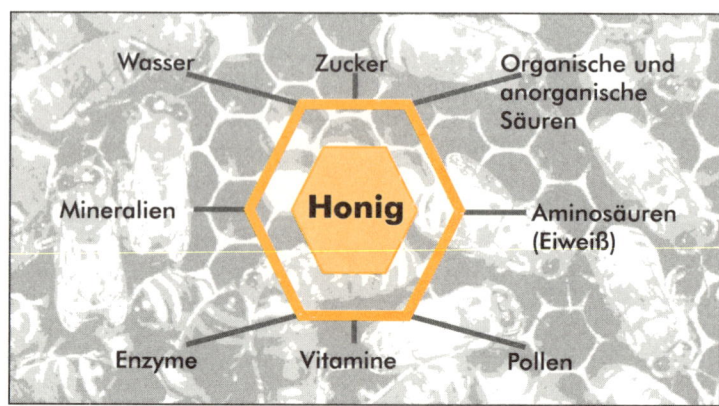

Pollen, Zucker und Säuren

Hauptbestandteile des Honigs sind Wasser, Pollen und Invertzucker sowie ein Gemisch aus Traubenzucker (auch Glukose oder Dextrose genannt) und Fruchtzucker (Fructose oder Laevulose). Honig ist dem weißen Industriezucker in jeder Hinsicht überlegen – dies geht schon aus der abwechslungsreichen Zusammensetzung der Zucker hervor. Weitere Zuckerbestandteile im Honig sind Rohrzucker, Rübenzucker, Malzzucker (Maltose) und verschiedene Zucker von den jeweiligen beflogenen Pflanzengattungen.

An organischen Säuren kommen im Honig Apfelsäure, Bernsteinsäure, Buttersäure, Essigsäure, Gluconsäure, Milchsäure und Zitronensäure vor, an anorganischen Säuren Phosphorsäure und Salzsäure.

Zucker-Diskussion:

Der im Honig enthaltene Fruchtzucker wird von Zuckerkranken zwar anders aufgenommen als der normale Industriezucker, doch sollten schwer Zuckerkranke auch Honig weitgehend meiden; allerdings ist er besser verträglich als Industriezucker. Da Honig kein Rohrzucker ist und nicht nur auf die Leber, sondern auch auf die Bauchspeicheldrüse, Niere und Blase gut wirkt, kann er – mit Vorbehalt! – Diabetikern zumindest teilweise empfohlen werden. Selbstverständlich sollten sie sich mit ihrem Arzt beraten.

Zwar trägt auch der im Honig enthaltene Zucker zu Karies bei, doch stärken andererseits die im Honig enthaltenen Mineralien und die anderen Inhaltsstoffe die Knochen- und Zahnsubstanz, so daß Karies und andere Zahnerkrankungen bei Honigessern seltener auftreten als bei Zuckeressern.

Daß Hausbienen im Herbst mit Zuckerlösung gefüttert werden, hat auf die Qualität des Honigs keine Auswirkung. Es gibt allerdings Leute, die finden, daß der Honig von Wildbienen dennoch besser schmeckt. Einen chemisch nachweisbaren Unterschied gibt es nicht.

Honig

Mineralien, Vitamine und Enzyme

Mineralien

Honig ist reich an lebenswichtigen Mineralstoffen wie Eisen, Kupfer, Phosphor, Schwefel, Kalium, Kalzium, Natrium, Mangan, Silizium, Magnesium, Chlor und Zink. Ein Mangel an diesen Mineralien kann die Leistungsfähigkeit mindern und neurovegetative Störungen begünstigen. So ist Eisen wesentlich am Transport von Sauerstoff im Blut beteiligt; Natrium und Kalium sind für die Aufrechterhaltung der Druckverhältnisse von Körperflüssigkeiten zuständig, damit sich keine schädlichen Immunkomplexe bilden können, vor allem im neuromuskulären Bereich; Kalzium ist erforderlich für die Bildung von Knochen und Zahnsubstanz; außerdem wird es für die Erregbarkeit von Nerven und Muskeln benötigt. Phosphor ist elementarer Bestandteil des Skeletts und für die Energiegewinnung und Energieumwandlung im Organismus unverzichtbar. Magnesium ist Bestandteil von Knochen und Zähnen und steuert verschiedene Stoffwechselreaktionen. Es ist auch wichtig für die Muskel- und Nervenreizbarkeit; ein Magnesiummangel äußert sich häufig in einer Neigung zu Muskelkrämpfen und nervösen Zuckungen. Mangan aktiviert viele Stoffwechselreaktionen von Kohlenhydraten und Eiweißen. Zink schließlich stabilisiert die Zellmembran und ist für eine gesunde Keimdrüsenfunktion unentbehrlich. Zinkmangel führt zu einem Abfall der Lymphozytenzahl und so zu einer erhöhten Anfälligkeit gegen Virusinfektionen.

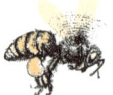

Vitamine

Auch Vitamine der B-Gruppe wie B_1, B_2, B_6, Pantothensäure, Nikotinsäureamid sowie Folsäure und Biotin (frühere Bezeichnung: Vitamin H) kommen im Honig vor (Vitamin C hingegen so gut wie gar nicht); Pollen enthalten jedoch wesentlich mehr Vitamine.

Die Vitamine des B-Komplexes haben zwar alle einen Teil ihres Namens gemeinsam, aber es handelt sich dabei – biologisch gesehen – eigentlich um grundverschiedene Stoffe. Alle B-Vitamine üben unterschiedliche Funktionen auf den Organismus aus. Gemeinsam haben sie, daß sie sich im Gegensatz zu den fettlöslichen Vitaminen A, D, E und K in Wasser lösen.

Vitamin B₁ (Thiamin) beschleunigt den Stoffwechsel von Kohlenhydraten (Zucker, Stärke) und fördert die Energiegewinnung. Es bewirkt als „Nervenvitamin" die Übertragung von Befehlen an die Muskeln. Ein Mangel äußert sich unter anderem in Appetitlosigkeit, Antriebsschwäche, Herzrasen und verzögerten Reflexen.

Vitamin B₂ (Riboflavin) hat eine wichtige Funktion bei der Antikörperbildung und ist eine Art „Stoffwechselmotor". Es fördert darüber hinaus die Zellatmung und das kontrollierte Wachstum der weißen Blutkörperchen, die als „Polizei des Körpers" wichtige Abwehrfunktionen haben. Bei einem Mangel kommt es zu Augenflimmern, Lichtscheue oder Lidkrämpfen, entzündlichen Veränderungen von Haut, Schleimhäuten und Lippen sowie des Magen-Darm-Traktes.

Vitamin B₆ (Pyridoxin) spielt eine Hauptrolle bei der Verwertung von Eiweißen. Es steuert ferner den Leberstoffwechsel, indem für den Körper giftige Substanzen ausgeschieden werden, und regt unser Immunsystem an.

Nikotinsäureamid „beaufsichtigt" den Stoffwechsel der Aminosäuren. Ein Mangel führt zu Durchfällen und Hautentzündungen. Pantothensäure regt körperinterne Entgiftungsmechanismen an und ist von großer Bedeutung für viele Stoffwechselreaktionen, z.B. die Verarbeitung von Kohlenhydraten.

Vitamin H (Biotin) ist nach Ansicht des Dermatologen Dr. med. Ferdinand Vennemann „das" Vitamin für Haut, Haare und Nägel und wird daher ganz allgemein auch als das „Schönheitsvitamin" bezeichnet. Es unterstützt die Arbeit der Vitamine des B-Komplexes; ein Mangel äußert sich durch (kreisrunden) Haarausfall und Hautentzündungen. Bienenprodukte enthalten besonders viel Vitamin H.

Enzyme

Und schließlich enthält Honig verschiedene Enzyme, die für ein funktionierendes Immunsystem unentbehrlich sind. Im einzelnen sind dies Invertase, Diastase, Katalase, Amylase, Phosphatasen und Glukoseoxidase. Diese Enzyme sind bioaktive Reinigungssubstanzen, also Stoffe, die die Stoffwechselvorgänge in unserem Körper je nach Bedarf beschleunigen, bremsen und steuern. Enzyme sind imstande, Immun-

Honig

komplexe aufzulösen; wegen ihrer entzündungshemmenden Wirkung werden sie als Basistherapie bei vielen Krankheiten eingesetzt. Die Enzymforschung hat herausgefunden, daß sie den Heilungsprozeß aktivieren, die Durchblutung verbessern, die Fließeigenschaften des Blutes fördern, die Blutgerinnung beschleunigen und abschwellend bei Verletzungen wirken. Deshalb nehmen viele Sportler vorbeugend Enzyme ein – auch in Form von Honig(getränken).

Weitere Inhaltsstoffe

Des weiteren findet man in Honig verschiedene Eiweiße (was die kräftigende Wirkung erklärt), Inhibine und Phytonzide (was die entzündungshemmende Wirkung erklärt), pflanzliche Farbstoffe und ätherische Öle sowie Aromastoffe wie Menthol und Thymol.

Ein weiterer, allerdings in nur geringer Konzentratrion enthaltener Stoff ist das Acetylcholin – ein Wirkstoff, der im Körper mit Hilfe eines Enzyms (Esterase) aus Cholin und Essigsäure abgebaut wird. Cholin und Acetylcholin wird in der Fachliteratur eine allgemeine hemmende Wirkung für Krebszellen nachgesagt.

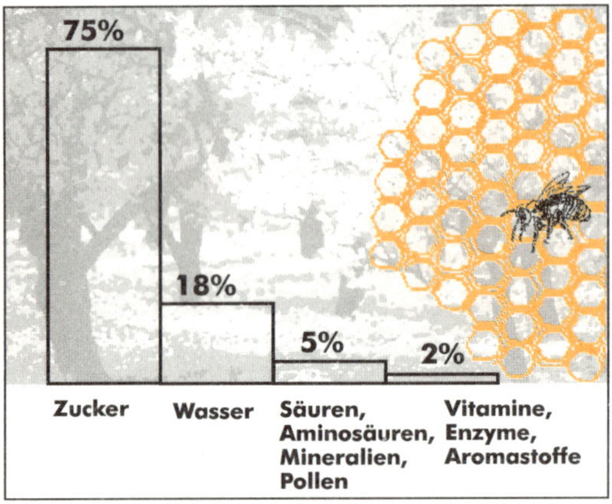

Abb. 15: Zusammensetzung des Honigs
(nach Anteilen in Prozent)

→ Die Wirkungsweise von Honig

Als ich kürzlich bei einem Aufenthalt in den Alpen eine Bäuerin beobachtete, die die eitrige Wunde ihres Kindes mit Honig verband, fragte ich sie, warum sie kein modernes, sicher wirkendes antiseptisches Mittel aus der Apotheke verwende. Sie lächelte nachsichtig und meinte, die Bienen seien bessere Biologen als Menschen, weil sie ganz unbewußt die vielen gesunden Stoffe zusammentrügen, die den Honig ausmachen. Sie fragte mich, ob ich noch niemals bemerkt hätte, daß der Honig frei von Bazillen sei? Sie war sich ihrer Sache sicher und behielt recht: Die Wunde heilte rasch und ohne Komplikationen ab.

Bei weiteren Recherchen stellte ich fest, daß auch der berühmte Nobelpreisträger Albert Schweitzer (der „Urwalddoktor") darauf schwor, Wunden mit Honig zu behandeln. Unter dem Einfluß des Honigs, so stellte Schweitzer in seiner letzten wissenschaftlichen Arbeit fest, werde die Zufuhr des Blutes und der Lymphe zur Wunde verstärkt; die Bakterien würden von den Körperflüssigkeiten mechanisch fortgespült. Heute wissen wir durch wissenschaftliche Versuche, daß der Honig Stoffe enthält, die Bakterien abtöten – wir werden noch genauer darauf zurückkommen. Hier nur soviel: Eine Wunde, die dick mit Honig bestrichen wird, heilt normalerweise dreimal so schnell wie üblich. Der natürliche Honig ist ein Feind zahlreicher gesundheitsschädigender

Wie wirkt naturbelassener Honig?

(Nach Prof. Fr. J. H. Dustmann, Hamburg)

Honig

- **Honig ist ein rasch wirkender, nicht belastender Energiespender. Die schnelle Resorption von Enzymen und Cholinen kann für den geschwächten Organismus äußerst hilfreich sein.**
- **Honig wirkt antibakteriell und entzündungshemmend. Er kann daher auch auf offene Wunden aufgetragen werden.**
- **Honig aktiviert die Funktion der Leber. Er unterstützt dabei die entgiftenden Funktionen und wirkt der Verfettung entgegen.**
- **Honig fördert die Darmperistaltik und die Magensekretion.**
- **Honig hilft bei Halsschmerzen und wirkt entspannend auf das Nervensystem, insbesondere in Verbindung mit anderen Nahrungsmitteln (z.B. Milch).**
- **Honig aktiviert das Immunsystem des menschlichen Organismus.**
- **Viele Wirkstoffe bleiben auch dann erhalten, wenn Honig zum Backen und Kochen verwendet wird.**
- **Verzehr von Honig wirkt sich günstig auf Herzschlag und Durchblutung aus. Sein Anteil an Acetylcholin unterstützt auch die Behandlung von Bluthochdruck und Infarkten.**
- **Nicht erhitzter und ungefilterter Honig hilft bei täglicher Einnahme gegen Heuschnupfen.**

Bakterien. Alle Honigarten, aus welchen Blüten sie auch stammen mögen, besitzen diese Eigenschaft. Allerdings sollten Sie bei Schürf- oder Rißquetschwunden keinen Verband anlegen, sondern nur Honig darüberstreichen und diesen lufttrocknen lassen. Mit der Zeit bildet sich eine lackähnliche Schicht, die die Wunde gut schützt. Genauso können Sie bei kleineren Verbrennungen, Eiterungen, Abszessen und Furunkeln verfahren. Die entzündungshemmende Wirkung des im Honig enthaltenen Invertzuckers hemmt die Entzündung. Also: Giftstoffe oder Bakterien, die womöglich in die Wunde gelangt sind, werden beschleunigt aus den Zellen herausgelöst. Die beste antiseptische, also entzündungshemmende Wirkung wird übrigens Lindenhonig nachgesagt.

Die moderne Wissenschaft hat außerdem die verdauungsfördernde Wirkung des Honigs zweifelsfrei nachgewiesen. Was die Forscher heute mittels empirischer Versuchsreihen bestätigen, wußten naturheilkundige Ärzte schon vor tausenden von Jahren - denken wir nur an den legendären Griechen Hippokrates, von dem bekannt ist, daß er seinen Patienten Honig als Kräftigungsmittel verordnete. Außerdem gab er bei Bronchitis Kuhmilch mit 1/3 Honig. Bei Verstopfung empfahl er Honigschleimsuppe, die der Betreffende dreimal täglich essen mußte.

Folgende Wirkungen des Honigs sind wissenschaftlich nachgewiesen:

- **Allgemeine Kräftigung**
- **Beschleunigung der Verdauungsleistung**
- **Verbesserung der Wundheilung**
- **Abschwächung von Entzündungen**
- **Entgiftungsfunktion**
- **Förderung der Durchblutung**

Die im Honig reichlich enthaltenen Enzyme, Co-Enzyme, Säuren und Vitamine führen zu einer deutlichen Verbesserung der Verdauungsleistung und ermöglichen damit einen schnelleren Stoffwechsel.

Auch in der Leberdiät ist Honig wegen der in ihm enthaltenen Katalysator-Enzyme und seiner entgiftenden Wirkung von unbestrittenem Wert.

Einige anthroposophisch orientierte Diätkliniken setzen heute wieder Honig zur Unterstützung bei der Behandlung von Leberkranken ein. Da Honig schnell ins Blut übergeht, steht der in ihm enthaltene Traubenzucker dem Organismus sofort zur Verfügung. Die bekannteste Nähr- und Heilwirkung des Honigs ist demzufolge wohl die der Kräftigung.

Ermüdungs- und Erschöpfungssymptome lassen sich mit Honig ausgezeichnet bekämpfen. Wußten Sie, daß viele Spitzensportler, die kurzfristig Hochleistungen erbringen müssen, regelmäßig Honig in großen Mengen auf ihrem Speiseplan haben? Der kanadische Zehnkampfweltmeister Daley Thompson (ein passionierter Hobbyimker übrigens!) pflegte in seiner aktiven Zeit vor jedem Wettkampf einen Liter Kräutertee mit viel Honig zu trinken, den er zuvor selbst kaltgeschleudert hatte. „Mit diesem Zaubermittel bringe ich Höchstleistungen", verriet er einmal einem Sportjournalisten bei den Olympischen Spielen.

Sportler-Cocktail gegen Ermüdung

Für intensiv trainierende Sportler ist das Problem der körperlichen Kondition und einer schnellen Regeneration von großer Bedeutung. Viele erfahrene Trainer und Physiotherapeuten mixen für ihre Sportler deshalb einen speziellen Fitneßdrink, der ihnen die verbrauchte Energie schnellstmöglich zurückgibt und eine Ermüdung vermeidet. Das Mixgetränk enthält folgende Zutaten:

- **Mineralwasser oder Heilwasser (mit wenig Kohlensäure und wenig Natrium)**
- **Enzympulver**
- **Kieselsäurepulver**
- **Multivitaminpulver**
- **Saft von 1-2 Zitronen und 1-2 Orangen**
- **Ananassaft**
- **Gelee Royal (siehe ab Seite 32)**
- **Mindestens 250 Gramm Honig**

Zubereitung: Diese Zutaten mischen Sie nach Geschmack. Wer einmal einen solchen Energie-Cocktail probiert hat, wird ihn immer wieder trinken: Sie werden von einer Sekunde auf die andere putzmunter und könnten Bäume ausreißen, weil Ihr Körper einen regelrechten "Fitneßschock" bekommen hat. Selbstverständlich gilt das nicht nur für Sportler, sondern für Menschen jeden Alters.

Übrigens benutzte auch der berühmte Erstbesteiger des Mount Everest, Sir Edmund Hillary, Bienenhonig während seiner Abenteuertour im schwer zugänglichen Himalaya-Massiv. Auch später, als er die Antarktis überquerte, versorgte er sich mit großen Mengen Bienenhonig. „Ohne Honig hätte ich diese Leistungen nie vollbracht", erzählte Hillary in einem Interview staunenden Journalisten.

→ Schwächezustände infolge Unterzuckerung

Bei Schwächezuständen eignet sich grundsätzlich jeder Honig, da hier vor allem der hohe Nährstoffgehalt und weniger der Blütenanteil entscheidend ist. Lassen Sie über den Tag

Hausmittel Honigmilch

Honigmilch ist ein altes Hausrezept, das bis in unsere heutige Zeit hinein ganze Generationen von Müttern und Großmüttern an ihre Kinder und Enkelkinder weitergegeben haben. Honigmilch hilft zuverlässig und ohne Nebenwirkungen gegen Halsschmerzen. Sie beruhigt die entzündeten oberen Atemwege und lindert dadurch die Schmerzen. Außerdem verhindert sie wirksam Komplikationen in den unteren Atemwegen. Und besonders wichtig: Sie schmeckt auch noch gut, was vor allem für Kinder wichtig ist.

Zwar gibt es mittlerweile rund 100 verschiedene Medikamente gegen Halsentzündungen, doch ist die Honigmilch noch immer eines der beliebtesten Hausmittel. Viele naturheilkundlich orientierte Ärzte sowie Homöopathen und Heilpraktiker raten ihren Patienten von chemischen Präparaten ab und empfehlen die bewährte Honigmilch. Auch gegen Reizhusten hilft Honigmilch ausgezeichnet.

Zubereitung: Sie erwärmen Milch auf etwa 40 Grad. In der warmen Milch lösen Sie – je nach Geschmack und Schwere der Erkrankung – mehrere Eßlöffel Honig auf. Möglichst warm trinken. Bei Halsentzündungen sind am ehesten Lindenblüten-, Salbei- oder Thymianhonig zu empfehlen – diese Heilpflanzen haben eine starke antibakterielle und entschleimende Wirkung. Aber auch Wald- und Blütenmischhonige helfen rasch.

verteilt mehrere Löffel Honig im Mund zergehen: Schon nach wenigen Minuten werden Sie sich aktiver fühlen, weil Sie Ihrem Organismus neben Zucker zahlreiche wertvolle Vitamine, Mineralien und Enzyme zuführen, die die Regeneration aller Körperfunktionen beschleunigen und die physische Konstitution verbessern.

→ Bei welchen Krankheiten hilft Honig?

Zahlreiche Quellen bezeugen die Wirksamkeit des reinen Bienenhonigs bei einer ganzen Reihe von Erkrankungen. Daß er dabei nie den Arzt ersetzen sollte oder kann, versteht sich von selbst. Vor allem bei akuten Erkrankungen kann eine selbst durchgeführte „Honigtherapie" sogar gefährlich sein. Bei chronischen Krankheiten jedoch bringt eine zusätzliche Honigbehandlung oftmals die ersehnte Linderung.

Beachten Sie die große Bandbreite an Honigsorten und Spezialhonigen, die es mittlerweile gibt – angefangen beim

Honig

Zusammenfassung:
Hier hilft Honig

- Schwächezustände infolge Unterzuckerung
- Infektionen der oberen und unteren Atemwege
- Infektionen der Harn- und Geschlechtsorgane
- Herzrhythmusstörungen und Durchblutungsstörungen
- Bluthochdruck, Herzflimmern
- Magen- und Darmerkrankungen
- Gallen- und Lebererkrankungen
- Vergiftungen
- Schlaflosigkeit
- Fiebrige Infekte
- Krampfadern
- Wundheilung (Entzündungen, Verbrennungen, Eiterungen, Abszesse, Furunkeln)
- Appetitlosigkeit

Lindenhonig über den Klee- und Akazienhonig bis hin zum Weißdornhonig, um nur einige zu nennen. Sie werden – nach den jeweiligen Hauptblüten – bei unterschiedlichen Erkrankungen angewendet.

→ ## Weitere Anwendungsmöglichkeiten

Weitere Anwendungsmöglichkeiten des Heilmittels Honig sind Schlaflosigkeit (Lindenhonig, Melissenhonig), fiebrige Infekte (Lindenhonig), Krampfadern (Kastanienhonig) und Appetitlosigkeit. Auch im Rahmen einer Aromatherapie lassen sich die verschiedenen Honigsorten wegen ihrer unterschiedlichen natürlichen Düfte hervorragend einsetzen. Beispielsweise können Sie in eine Duftlampe mehrere Eßlöffel einer Honigsorte Ihrer Wahl geben. Verdunsteter Honig verbreitet ein überaus angenehmes und gesundes Zimmerklima.

Wenn Sie Honig kaufen oder lagern, beachten Sie unbedingt:

- *Kaufen Sie Honig nach Möglichkeit nicht im Supermarkt, sondern im Bio- oder Naturkostladen, im Reformhaus oder direkt frisch beim Erzeuger. Achten Sie darauf, daß keine chemischen Zusätze verwendet wurden und der Honig kaltgeschleudert ist. Verwenden Sie ihn nach Möglichkeit so, wie er aus dem Bienenstock kommt.*

- *Wenn Honig fest ist und kandiert, ist das keineswegs ein Hinweis auf Zuckerzusatz (Verfälschung), sondern geradezu ein Echtheitsbeweis. Wollen Sie ihn flüssig haben, stellen Sie das Glas in ein Wasserbad und erwärmen Sie den Honig leicht.*

- *Erhitzen Sie Honig nicht auf mehr als maximal 60 Grad Celsius – die wärmeempfindlichen Enzyme würden sonst zerstört. Andere Quellen behaupten sogar, manche Enzyme würden bereits bei über 40 Grad zerstört (Achtung bei längerer Lagerung im Auto im Sommer!). Auch Temperaturen unter dem Gefrierpunkt sollten Sie nach Möglichkeit vermeiden (Achtung bei Kellerlagerung im Winter!).*

- *Getönte Gläser oder Tongefäße eignen sich am besten zur Aufbewahrung, da Honig lichtempfindlich ist.*

- *Honig sollte immer luftdicht verschlossen bleiben, da er sonst Wasser zieht und nicht mehr so gut schmeckt.*

Honigfibel

Honigsorte	Besondere Wirkung	Hilft vor allem gegen
Akazienhonig	verdauungsfördernd	Magen- und Darm-beschwerden, Sodbrennen
Berg(wiesen)honig	stärkend/kräftigend	(Vegetative) Erschöpfung
Blüten(misch)honig	kräftigend, schmerzlindernd	(Vegetative) Erschöpfung, Allergien (speziell Heuschnupfen)
Eukalyptushonig	schleimlösend	Entzündungen der oberen und unteren Atemwege
Fenchelhonig	verdauungsanregend	Magen- und Darm-beschwerden, Verstopfung
Kleehonig	verdauungsfördernd	Magen- und Darm-beschwerden
Lindenblütenhonig	schweißtreibend, appetitanregend, reizlindernd	Erkältungen/Schnupfen, Husten, fiebrige Infekte, Stirnhöhlenentzündungen, Appetitlosigkeit
Melissenhonig	beruhigend	Schlafstörungen, Nervosität
Rosmarinhonig	kreislaufanregend, stärkend/kräftigend, verdauungsfördernd	(Vegetative) Erschöpfung, Leber- und Gallen-beschwerden
Salbeihonig	schmerzlindernd	Halsschmerzen, Entzündungen der oberen und unteren Atemwege
Thymianhonig	entzündungshemmend	Entzündungen der oberen und unteren Atemwege
Waldhonig (z. B. Tanne, Latschenkiefer)	entzündungshemmend	Entzündungen der oberen und unteren Atemwege
Weißdornhonig	den Herzmuskel anregend	Vegetative oder organische Herzschwäche

Honig

Zum guten Schluß

→ ## Alphabetisches Fachwortregister

Aminosäuren: Organische Verbindungen, wesentliche Bestandteile der Eiweiße. Wichtige Aminosäuren sind z.b. Alanin, Arginin, Histidin, Cystein, Glutaminsäure.

Antibiotika: Stoffwechselprodukte von Mikroorganismen (Bakterien- oder Pilzstämme), die verschiedene Krankheitserreger in ihrer Entwicklung hemmen oder abtöten. Da sich gegen Antibiotika resistente Bakterienstämme bilden, sollen diese Medikamente nur in ernsten Krankheitsfällen, keinesfalls zur Prophylaxe eingenommen werden.

Antikörper: Wichtige Immun-Schutzstoffe, die im Organismus nach Berührung mit Antigenen (z.b. Infektionserreger) entstehen; sie reagieren biochemisch so mit dem Antigen, daß dieses ungefährlich wird.

Ballaststoffe: Unverdauliche, von Enzymen nicht abbaubare Teile der Nahrung, die im Darm teilweise von Mikroorganismen zerlegt werden; sie regen die Darmbewegung (Peristaltik) an und sind vor allem in Schwarzbrot, Obst, Gemüse und Salaten enthalten.

Biotin (Vitamin H): seit etwa 50 Jahren bekannter Stoff, der an zahlreichen chemischen Reaktionen im Körper beteiligt ist und einen bedeutenden Wachstumsfaktor für alle Zellen des menschlichen Organismus darstellt. Wissenschaftliche Studien schreiben Biotin einen ausgesprochen positiven Einfluß auf die Qualität der Haare und der Haut zu. Fachärzte behandeln Haarausfall mit hohen Dosen Biotin.

Coenzyme: Manche Enzyme können nur zusammen mit Coenzymen kooperieren. Fehlt das jeweilige Coenzym, kommt es zu einem Enzymmangel.

Darmperistaltik: Fachwort für Darmbewegung (s. Ballaststoffe).

Dextrose: Chemische Bezeichnung für Traubenzucker

Enzyme: „Zündfunken" des Lebens, die in jeder Sekunde den wesentlichen Teil unserer Stoffwechselvorgänge regeln. Enzyme, die zusätzlich verabreicht werden und/oder in natürlichen Bienenprodukten enthalten sind, beugen nicht nur wirksam Erkrankungen vor, sondern lindern auch bestehende Beschwerden. Garantiert nebenwirkungsfrei.

Fruktose: Chemische Bezeichnung für Fruchtzucker

Flavone/Flavonoide: Natürliche Immun-Verstärker, die das unspezifische Immunsystem stärken. Flavonoide erleichtern den Abwehrzellen ihre Arbeit. Darüber hinaus dämmen die Flavonoide die Bildung von sogenannten Prostaglandinen ein, die die Schmerzentstehung bewirken.

Glukose: Chemische Bezeichnung für Traubenzucker

Homöopathie: Von Samuel Hahnemann 1810 begründetes Heilverfahren, das sich von den üblichen Heilmethoden (Allopathie) dadurch unterscheidet, daß Krankheiten mit solchen Stoffen in starker Verdünnung geheilt werden sollen, die beim Gesunden eine dem Krankheitsbild ähnliche Symptomatik hervorruft (griechisch „homoios" = gleich).

Hormone: Wirkstoffe, die in Drüsen erzeugt und an das Blut abgegeben werden; sie beeinflussen andere Organe und halten diese (im Regelfall) in einem funktionellen Gleichgewicht. Besteht ein Mangel oder ein Überschuß an bestimmten Hormonen, kann das Gleichgewicht des ganzen Organismus ins Schwanken geraten.

Laktose: Chemische Bezeichnung für Milchzucker

Maltose: Chemische Bezeichnung für Malzzucker

Mineralien/Mineralstoffe: Für den Auf- und Abbau von Körpersubstanz und Zellen unentbehrliche Substanzen (wasserlöslich). Ein Mangel an Mineralstoffen führt zu schneller Ermüdbarkeit und Reizbarkeit.

Nikotinsäureamid: Organisiert den Stoffwechsel der Aminosäuren. Ein Mangel führt zu Durchfällen und Hautentzündungen.

Pantothensäure: An Entgiftungsreaktionen in der Leber beteiligt, entscheidende Bedeutung für viele Stoffwechselreaktionen.

Prostatitis: Entzündung der Vorsteherdrüse des Mannes, die mit erschwertem Wasserlassen, brennenden Schmerzen und (meist) eingeschränkter Geschlechtsfunktion einhergeht.

Zum guten Schluß

Proteine: Eiweißkörper, die als Träger der Infektabwehr fungieren; sorgen für schöne Haut und feuchten Teint. Bei einem Proteinmangel braucht der Körper zuerst die Kohlenhydrate, dann die Fettdepots auf.

Psychovegetative Beschwerden: Funktionsstörungen von Organen als Folge einer Überlastung des vegetativen (nicht dem Willen unterworfenen) Nervensystems. Diese Störungen sind meist harmlos und bilden sich folgenlos zurück, wenn die nervliche Überlastung reduziert oder auf Naturkost umgestiegen wird.

Rekonvaleszenz: Fachterminus für Genesungszeit (von lateinisch "reconvalescere" = wiedergenesen).

Resistenz: Wenn Arzneimittel gegen bestimmte Bakterienstämme (nach wiederholter Anwendung) nicht mehr wirken, spricht man von einer Resistenz der Bakterien gegen das Mittel (von lateinisch "resistere" = widerstehen).

Resorption: Aufnahme von Stoffen in das Körperinnere (Blut, Körpersäfte, Zellen). Die Resorption (von lateinisch "resorbere" = einsaugen) von Nährstoffen findet vorzugsweise im Magen-Darm-Kanal statt. Die Resorption von Arzneimitteln erfolgt über die Schleimhäute.

Rollkur: Naturheilmethode, die bei Magenschleimhautentzündungen und Magen-/Zwölffingerdarmgeschwüren hilft. Der Patient trinkt beispielsweise eine warme Honigmilch, legt sich anschließend hin und rollt sich danach in zehnminütigem Rhythmus jeweils um 90 Grad weiter. Der Sinn dieser Prozedur: Die Honigmilch benetzt gleichmäßig alle Teile der Magenschleimhaut.

Spurenelemente: Elemente, die für menschliches, tierisches und pflanzliches Leben unentbehrlich sind. Gegebenenfalls müssen sie der Nahrung zugesetzt werden.

Vitamine: Wirkstoffe, die in kleinsten Mengen biologische Lebensvorgänge regulieren. Vitamine werden im Gegensatz zu Hormonen und manchen Enzymen nicht vom menschlichen Körper selbst hergestellt (von wenigen Ausnahmen abgesehen), sondern müssen mit der Nahrung oder in Kapselform zugeführt werden.

→ # Weiterführende Literatur

- Abadzic, Nijaz, *Die Honigapotheke. Gesundheit aus dem Bienenstock*, Berlin: *Ullstein-Verlag 1995.*

- Dany, Bernd, *Pollensammeln heute, München: Ehrenwirth-Verlag 1996.*

- Dany, Bernd, *Rund um den Blütenpollen, München: Ehrenwirth-Verlag 1995.*

- Dany, Bernd, *Selbstgemachtes aus Bienenprodukten. Vollwertkost, Sportnahrung, Naturkosmetik, Naturheilmittel, München: Ehrenwirth-Verlag 1994.*

- Droege, Gisela, *Honigbiene von A bis Z. Ein lexikalisches Fachbuch, München: Ehrenwirth-Verlag 1994.*

- Havsteen, Bent H., *Flavonoids, a class of natural Products of high Pharmacology Potency. In: Biochemical Pharmacology, 32/7 (1983) S. 1141-1148.*

- Hernuss, Peter/Müller-Tyl, E./Salzer, H./Sinzinger, H./Wikke, L./Prey, T./Reisinger, L., *Pollendiät als Adjuvans der Strahlentherapie gynäkologischer Karzinome. In: Strahlentherapie 150 (1975) S. 500-506.*

- Herold, Edmund/Leibold, Gerhard, *Heilwerte aus dem Bienenvolk, München: Ehrenwirth-Verlag 1996.*

- Herold, Josef/Pieterek, Hubert, *Das kleine Imker-ABC. Eine Sammlung imkerlicher Begriffe, München: Ehrenwirth-Verlag 1993.*

- Hill, Ray, *Propolis Kittharz. Das natürliche Antibiotikum, München: Ehrenwirth-Verlag 1986.*

- Holm, Egil, *Die Veredelung der Bienen. Genetik und die Zucht der Honigbiene, München: Ehrenwirth-Verlag 1997.*

- Horn, Helmut/Lüllmann, Cord, *Das große Honigbuch. Entstehung, Gewinnung, Zusammensetzung, Qualität, Gesundheit, Vermarktung. Mit zahlreichen z.T. farbigen Abbildungen, Zeichnungen und Tabellen, München: Ehrenwirth-Verlag 1994.*

- Pfeiler, Franz, *Bienenhonig als Herzmittel. Wien 1943 (Dissertation).*

Zum guten Schluß

- Potschinkova, Pawlina, *Bienenprodukte in der Medizin*, *München: Ehrenwirth-Verlag 1987.*

- Rinke, Silvia/Ebel, Gerd, *Die Naturheilküche mit Honig*, *München: Ehrenwirth-Verlag 1997.*

- Schlammer, Gerhard, *Natürliche Bienenhaltung - Naturreiner Honig. Das kritische Bienen- und Honigbuch*, *München: Ehrenwirth-Verlag 1993.*

- Seeger, P.-G., *Die lebenswichtige Bedeutung einer lebendigen Nahrung und die Aktivierung deren Verwertung durch das Diätikum „Pollen-Diät-Zellfit". In: Erfahrungsheilkunde 12 (1978) S. 836-841.*

- Stanley, R.G./Linskens, H.F., *Pollen*, Berlin: Springer-Verlag 1974.

- Taber, Steve, *Breeding super bees*, Ohio (USA) 1987.

- Uccusic, Paul, *Doktor Biene. Bienenprodukte: Ihre Heilkraft und Anwendung*, München: Heyne-Verlag 1996.

Abbildungen:

Abb. 1: Biene auf einer Blüte (S. 6)
Abb. 2: Honig – in seiner ganzen Vielfalt (S. 17)
Abb. 3: Interviewpartner Imker Reiner Hofmann (S. 18)
Abb. 4: Wie sich Bienen verständigen (S. 21)
Abb. 5: Biene beim Pollensammeln (S.23)
Abb. 6: Die Zusammensetzung der Blütenpollen (S. 24)
Abb. 7: Mineralstoffe und Spurenelemente im Pollen (S. 25)
Abb. 8: Aminosäuren im Pollen (S. 26)
Abb. 9: Vergleichstabelle (S. 27)
Abb. 10: Höhlenmalerei aus Arañas, Valencia (Spanien) (S. 31)
Abb. 11: Zusammensetzung von Gelee Royal (S. 32)
Abb. 12: Bienen dichten ihren Bienstock ab (S. 38)
Abb. 13: Imkerin bei der Arbeit (S. 44)
Abb. 14 Bestandteile des Honigs (S. 44)
Abb. 15: Zusammnsetzung des Honigs (nach Anteilen inProzent) (S. 48)

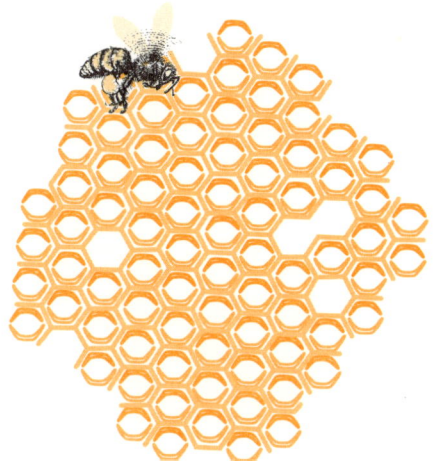

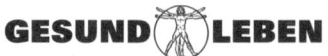

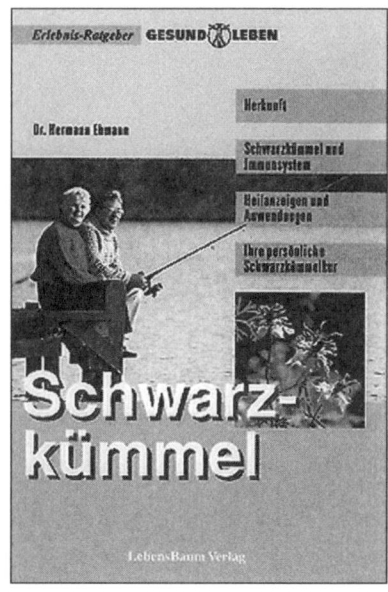

In unseren Ratgebern werden aktuelle Therapieansätze und Produkte untersucht und deren Wert für die Gesundheit dargestellt. Der Leser soll so die neuen Möglichkeiten der natürlichen, eigenverantwortlichen Gesundheitsvorsorge sinnvoll nutzen können.

Die Themen werden von journalistisch erfahrenen Fachautoren behandelt, die Inhalte und Hinweise laienverständlich und nachvollziehbar dargestellt.

Die Bücher sind hochwertig und erlebnisorientiert gestaltet.

Schwarzkümmel ist ein altes Heilmittel, das nun auch in wissenschaftlichen Untersuchungen seinen Wert als wirksame Immunstimulanz unter Beweis gestellt hat. Dieser Ratgeber zeigt die wichtigsten Möglichkeiten, Schwarzkümmel zur Vorbeugung als Tee, Öl oder Gewürz sowie in Pillenform anzuwenden und so die Gesundheit zu schützen. Zusätzlich werden konkrete Hinweise zur Behandlung gegeben. Schwarzkümmel hat sich als wirksames Therapeutikum bei vielen Alltagserkrankungen und Beschwerden bewiesen und ist gut geeignet für Entgiftungskuren.

Dr. Hermann Ehmann

Schwarzkümmel

zweifarbig mit vielen Abbildungen,
64 S., Qualitätsbroschur,
ISBN 3-928430-10-6
9,80 DM | 9,30 sFr | 72 öS

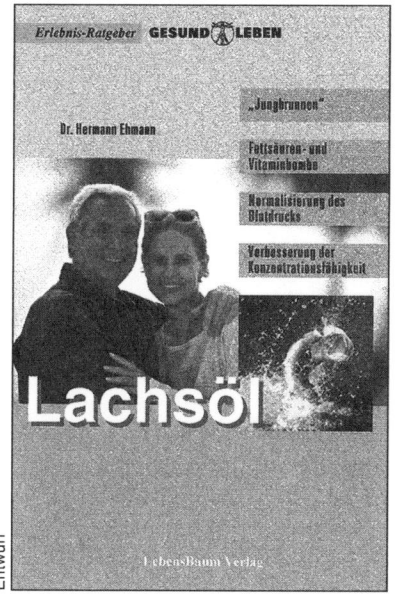

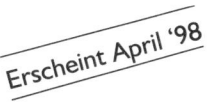

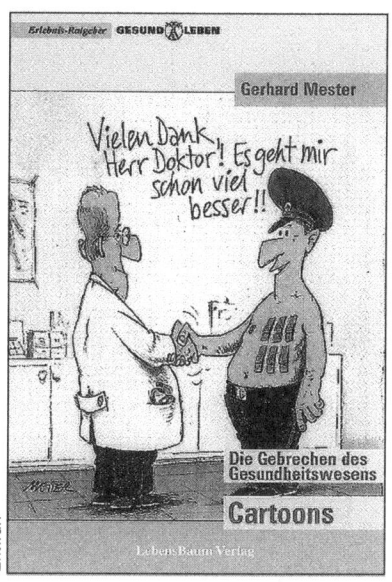

Die in Lachsöl enthaltenen Omega-3-Fettsäuren sind die „ungesättigsten" und wertvollsten der bekannten natürlichen Fettsäuren. Über 5.000 wissenschaftliche Studien haben mittlerweile empirisch nachgewiesen, daß Omega-3-Fettsäuren einen positiven Einfluß auf viele Zivilisationskrankheiten – wie Arteriosklerose, Bluthochdruck, Rheuma, bestimmte Krebsarten u.a. – haben.

Lachsöl beugt Herzkrankheiten vor, senkt den Cholesterinspiegel, verbessert die Fließeigenschaften des Blutes und erhöht die Gehirnleistung.

Dr. Hermann Ehmann

Lachsöl / Omega-3-Fettsäuren

Der leichte Weg, gesund zu bleiben

zweifarbig mit vielen Abbildungen,
64 S., Qualitätsbroschur
ISBN 3-928430-12-2
9,80 DM | 9,30 sFr | 72 öS

Die Marotten der Mediziner und die Gebrechen unseres Gesundheitswesens sind ein Themenfeld, dem sich Mester, einer der namhaftesten Karikaturisten, seit vielen jahren mit besonderer Lust und Bissigkeit immer wieder neu zuwendet.

Ein ganz neuer, oft überraschender Akzent entsteht durch die Gegenüberstellung von Karikatur und ausgewähltem Text.

Gerhard Mester

Vielen Dank, Herr Doktor . . .

– Cartoons –

z.T. vierfarbig,
ca. 64 S., Qualitätsbroschur,
ISBN 3-928430-11-4
9,80 DM | 9,30 sFr | 72 öS

Pressespiegel

*B*ienenprodukte, besonders Blütenstaub, enthalten auch Fermente wie Amilase, Katalase, Diastase, Invertase, Phosphatase, Lipase u.a., die in der postoperativen Phase im Verdauungstrakt nicht ausreichend vorhanden sind. So wird durch Pollen die Drüsensekretion des Verdauungstraktes erneuert, was wiederum den Appetit fördert und die Peristaltik des Darms wiederherstellt (...)

→ *Prof. Dr. S. Roman, Bukarest, Rumänien*

*T*rotz der heutigen zahlreichen antiseptischen Methoden ist der Umgang mit infizierten Wunden noch immer ein großes Problem (...) Nach verschiedenen Versuchen entschlossen wir uns, flüssigen reinen Bienenhonig zu verwenden. Und was geschah? Honig als bekannter „Feind" aller schädlichen Bakterien wirkte sofort, besonders bei eitrigen Wunden. Den trockenen Verband konnte man leichter wechseln, die Gaze blieb feucht und klebte nicht fest. Außerdem treibt Honig durch seinen Gehalt an Trauben- und Fruchtzucker, Mineralsalzen und besonders Eisen und Vitaminen B und C die Verheilung der Wunde voran. Es bilden sich schneller die neuen Gewebe, die Wunde verheilt schneller.

→ *Dr. M.V. Bulman, Norwich, England*

*D*ie Befragung der Patientinnen ergab mit Pollendiät eine augenfällige Verringerung der Strahlennebenwirkungen bei Genitalkarzinomen (...) Auch die Globuline waren signifkant erhöht – ein Zeichen für die Stimulierung der Körperabwehr durch die Pollengaben.

→ *Strahlentherapie 150, 1975*

*H*onig spendet sofort verwendbare Energie und verhilft so rasch zu Leistungssteigerung (...) Außerdem fördert Honig die Durchblutung der Herzgefäße und somit die Leistung des Herzens. Ärzte und Krankenhäuser sollten ernsthaft in Erwägung ziehen, die Traubenzuckerlösung, die sie geschwäch-